北京中医药大学
国医无双科普丛书

关于女性常见病
听听中医怎么说

北京中医药大学国医堂编委会 编著

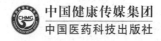

中国健康传媒集团
中国医药科技出版社

图书在版编目（CIP）数据

关于女性常见病　听听中医怎么说 / 北京中医药大学国医堂编委会编著. —北京：中国医药科技出版社, 2019.7

（北京中医药大学国医无双科普丛书）

ISBN 978-7-5214-1067-9

Ⅰ. ①关… Ⅱ. ①北… Ⅲ. ①中医妇科学 – 诊疗 Ⅳ. ①R271.1

中国版本图书馆CIP数据核字(2019)第058628号

美术编辑　陈君杞
版式设计　大隐设计

出版　中国健康传媒集团｜中国医药科技出版社
地址　北京市海淀区文慧园北路甲 22 号
邮编　100082
电话　发行：010-62227427　邮购：010-62236938
网址　www.cmstp.com
规格　880 × 1230mm $^1/_{32}$
印张　5 $^7/_8$
字数　132 千字
版次　2019 年 7 月第 1 版
印次　2019 年 7 月第 1 次印刷
印刷　三河市航远印刷有限公司
经销　全国各地新华书店
书号　ISBN 978-7-5214-1067-9
定价　32.00 元

获取新书信息、投稿、为图书纠错，请扫码联系我们。

内容推介

　　本套丛书汇集了北京中医药大学国医堂近百位专家的临床经验。《关于女性常见病　听听中医怎么说》是本丛书之一，主要介绍了妇科常见疾病的临床诊断方法、女性日常自我调理和预防的小妙招等。全书表现形式活泼，语言贴近生活，更配以专家讲座视频，用二维码的形式附于正文相应的位置，方便实用，让读者既看得见操作，又听得见讲解，适合广大读者阅读。

丛书编委会

我眼中的中医

　　"国医堂"始创于1984年，是北京中医药大学服务百姓的一块"金字招牌"，是弘扬和展示博大精深中医药文化的窗口和基地。经过35年建设，"国医堂"这块金字招牌也已深深扎根于广大病患的心目中。如何充分挖掘和利用好国医堂专家们的中医智慧，为更多百姓的健康保驾护航，成为大家心心念念的一个愿望。今天，该丛书的出版，就是我们开始实现这个愿望的第一步。这套丛书汇集了国医堂公众号成立三年来，各位专家和工作人员付出的努力。正是他们坚持不懈的默默耕耘，才积累出了我们现在看到的400多期视频。可以说，该系列丛书的推出是三年来中医科普工作厚积薄发的体现。

　　正如我们北京中医药大学的校训所说，"勤求博采，厚德济生"。作为中医药高等学府，北京中医药大学不仅要培养高级中医药人才、开展中医药科学研究，更要利用专业特长服务百姓、回馈社会，传承弘扬中医药优秀传统文化。作为校长，我感动于国医堂的专家们，在百忙之中，能从小处着眼、用心做中医的科普推广。解决医学难题固然重要，传播健康理念更是功在千秋。我希望更多的北中医人加入到中医科普的队伍中，服务健康中国战略。

中医是中华民族的瑰宝，是五千年中华文明的精髓。虽然"百姓日用而不知"（语出《周易·系辞传》），但不可否认，中医药已经深深融入并影响着我们的生活。作为非中医专业人士，我很早就接触了中医，如今对中医药这一民族瑰宝有了更深入的了解及更切身的体验，我已经被中医药的魅力深深吸引。这套丛书的目的不是让大家都变成"大夫"，而是要提升大家的健康素养；是为广大百姓答疑、解惑、传递健康知识；是要让百姓对中医听得懂、信得过、学得会、用得上。

在我们这样一个 13 亿多人口的大国，如果我们不采取"育医于民"的政策，给民众传授以呵护自己健康的基本医学知识，而只是依靠医生和医院等各种医疗机构来把控，我们即使有再大的财力，也是不能完成健康中国这一建设目标的。因此，我一直鼓励我们北中医的专家学者和学生来积极推动医学知识的普及，让民众能更加有效地驾驭自身健康。为此，我希望广大读者能够通过这套丛书，对中医知识多一些了解，领会中医药的魅力，助健康之完美。故乐为之序。

北京中医药大学校长

2019 年 4 月 19 日

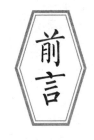

　　和很多人的经历不太一样的是，我从小对"穿白大褂"的人没有恐惧感，这可能跟我的父母都是医生有关。相反在我的印象里，医院是一个很好玩的地方，尤其是弥漫着药香的草药房：数不清的药斗子、精巧的小铜秤、叮咚作响的药杵……这些都深深留在我的童年记忆里。后来自己学了医，对生命和疾病有了更为深刻的认识，也慢慢体会到疾病给人们带来的诸多痛苦，也才理解了对于一个普通人来说，想清晰地知道该到哪里就医、该如何就医，又是一件多么困难的事情。可能是"恨屋及乌"吧，这也就是为什么"穿白大褂"的人被大人们拿来吓唬小孩子了。

　　五年前，我有幸成为享誉京城的北京中医药大学国医堂的第七任负责人。这让我有机会接触到形形色色的患者。在工作中我发现，很多人不仅仅会受到病痛本身的折磨，更多的痛苦和焦虑是因为对健康或疾病相关知识的缺失所致。记得有一次，一个病人同时挂了三位专家的号，忙活了一上午看完病拿着三张不同的处方来找我，问"为什么都是给我看病，却开出了三张不同的处方，我到底该按哪张方子抓药呢？"他的问题让我哭笑不得，但同时从他的问题中我知道这位病人对中医几乎是完全不了解，自然也不懂得该如何正确地看中医。给我印象很深的还有一位患者，是一位50多岁的中年男士，来的时候非常焦虑不安，说自己身体上突然出现对称的圆形红斑，担心得了什么奇怪的病。我在检查了他所说的红斑之后问他："您最近是否做过心电图的检查？"他说："三天前做过。"于是我向他解释，这个红斑只是心电图检查时电极留下的痕迹。听言他如释重负，表示感谢之后开心地离去。而我却在心中暗自感慨：有多少人是因为这种对疾病的无知所产生的恐惧而"患病"的呢？也就是从那时起，我就在想作为医生仅仅解决疾病本身的问题是远远不够的，只有让更多的人学习一点健康知识、了解一些疾病常识，才能更好地帮助大家远离疾病，健康生活。打造《生活无处不中医》这档视频栏目的想法由此产生。

当我把这个想法同多位国医堂专家进行交流的时候，没想到竟受到大家的一致赞同。大家都非常愿意也认为很有必要，把自己在临床实践中遇到最多的问题、感受最深的体会、效果最好的方法拿出来分享给广大朋友，以期为广大患者普及一些健康的小知识、讲一点中医的小道理、教一个实用的小妙招。《生活无处不中医》的栏目自 2016 年 11 月开播以来，已经推出了几百期，有将近一百位国医堂的专家参与了录制，累计播放 2100 多万次，受到广泛好评。观众们的厚爱让我们备受鼓舞！于是我想，是不是可以将这些视频分门别类之后结集出版呢？这样就可以把一个一个视频串起来，变成大家生活中手边的健康手册，遇到问题可以更方便地查阅和学习。

一次偶然的机会，我和中国健康传媒集团中国医药科技出版社的白极副总编辑聊到了这个设想，受到她的热情鼓励。她高度认可了我们不仅解决人们的疾病问题，更要教会大家如何健康生活的理念，更是对于出版给予了很多非常专业的建议和指导。于是今天，《生活无处不中医》这档栏目才得以和大家以这种全新的方式见面。在此，我对白极女士的帮助和中国医药科技出版社的大力支持表示由衷的感谢！

　　"生活小道理，中医大智慧"。愿所有的朋友们通过这套丛书，都能够从流传五千年的中国传统医学中汲取正确看待生命和疾病的智慧，从容面对生活、享受美好人生。

石琳

2019 年春末　北京

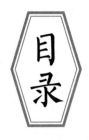

目录

当备孕遇上子宫肌瘤怎么办

※肌瘤怎么办

扫描二维码
听医生为您讲解详情

　　子宫肌瘤是一种常见的妇科疾病，不仅会对女性身体健康造成危害，还会引起不孕、流产等问题，甚至还有一些会影响到分娩的顺利进行。但是子宫肌瘤引起的不孕并非不治之症，它不仅容易诊断，而且治疗效果也相当的好。有这方面困扰的女性朋友，不妨来听听专家提供的助孕妙方吧！下面，让我们来看看北京北京中医药大学国医堂门诊部王玉英主任医师是怎么讲的吧！

北京中医药大学国医堂中医门诊部主任医师：王玉英

‥‥‥‥

　　王玉英，主任医师，国家名老中医。出身中医世家，从事中医工作50余年。北京卫视《养生堂》，央视《健康之路》等栏目嘉宾。擅长治疗妇科、肿瘤、老年病等，对不孕不育症、更年期综合征、失眠、月经不调、痛经有丰富的经验。

嘉宾：

一听到子宫肌瘤，我就感觉头皮发麻，特别害怕，而且我周围有的朋友还因为子宫肌瘤导致不孕。王老师，子宫肌瘤真的会导致不孕吗？

专家：

是的，子宫肌瘤确实会导致不孕症。目前据统计，子宫肌瘤导致不孕的比例占到 30%~40%，比普通的不明原因的不孕症高出 3~4 倍。

嘉宾：

为什么子宫肌瘤会引起不孕呢？

专家：

子宫肌瘤分三种：一种是长在子宫外面，叫浆膜下肌瘤；一种是长在子宫里面，叫黏膜下肌瘤；一种是长在子宫肌壁里面，叫肌壁间肌瘤。如果肌瘤长在外边了，对月经的影响不是太大，所以好多浆膜下肌瘤是没有明显症状的。但是长在子宫里边的黏膜下肌瘤，对月经影响是最大的。不管哪种肌瘤，如果肌瘤过大，首先就会引起子宫变形。子宫变形了接下来会怎么样呢？就会影响精子、卵子结合之后形成的受精卵着床，进而影响胎儿发育。所以如果子宫肌瘤过大，患者根本就怀孕不了，受精卵不着床怎么怀呀！另外，即使受精卵着床了，但是子宫变形也会影响胎儿生长，所以患者怀孕之后也容易发生流产。第二，我们的子宫两边各有一个子宫角，长在子宫角的肌瘤会阻塞输卵管的开口，导致输卵管不通，卵子无法正常排出，肯定就会影响受孕。第三，如果子宫肌瘤长在宫腔内的黏膜下面（也就是黏膜下肌瘤），这个肌瘤其实有时候挺小的，但是要是说严重了，黏膜下肌瘤对怀孕的影响就更大了。为什么呢？因为它往子宫里面长，形状类似一个不规则的小球，就像在子宫里面放了一个球形的避孕环一样，在一定程度上起到了避孕的作用。另外，它还会导致子宫黏膜缺血、萎缩等不良现象。

嘉宾：

　　王老师，那在咱们中医学上，是怎么认识子宫肌瘤的呢？

专家：

　　在过去，中医学上将子宫肌瘤叫作石瘕，石头的"石"。

嘉宾：

　　石瘕？

专家：

　　"疒"字旁下面一个"假"字，属于癥瘕积聚。

嘉宾：

　　这么一说，感觉还挺形象。

专家：

　　总的来讲就是气血瘀阻，也就是体内有痰凝，还有气滞和瘀血。气血阻滞就凝结成块，气滞成

石瘕：
本病多因寒气入侵，恶血停积所致，主要症状为子宫内有块状物形成，日渐增大。

气血瘀阻易患子宫肌瘤。

3

血瘀体质容易产生各种以瘀痛为主要表现的疾病，以及肿瘤包块等。

积，血瘀就成聚，所以叫积聚。临床上，气血瘀阻不只是会表现出子宫肌瘤，像卵巢囊肿、腺肌症，还有子宫内膜异位症，在中医学上都属于气滞血瘀证，在子宫内会形成结块，最终就会影响我们怀孕。

嘉宾：

中医学上，是怎么诊治子宫肌瘤的呢？

专家：

中医学上，诊治子宫肌瘤还是以辨证为主，常见的症型有四种。第一种就是气滞血瘀型，血瘀跟情志关系很大，比如说工作压力大、情绪不好等，都会影响人的情志，与各种其他因素综合起来相互作用，就会导致气滞。所谓气行则血行，气滞则血瘀，血瘀的时间长了就会凝聚成块。所以对于这个证型的子宫肌瘤，我们常用行气活血化瘀的方法来治疗。

气滞血瘀型子宫肌瘤：
气滞、七情内伤，肝失条达，血行不畅，滞于胞宫所致。

专家：

那么第二种，就是痰瘀互结型。中医学上，认为痰结会成块，然后再与瘀血互结，就会出现这种子宫肌瘤的症状。

痰瘀互结型子宫肌瘤：
痰湿阻碍气血运行，胞脉气血阻滞，痰瘀互结成块。

虚胖的人患子宫肌瘤的风险较高。

专家：

这种证型的患者表现出来的症状不一。有的体态偏胖，伴有湿气比较盛的症状，比如舌苔腻；或表现出各种带下病，比如白带多。所以对于痰瘀互结型的子宫肌瘤，我们常用化痰、消瘀、散结，而不能光通过活血的方法来治疗，不然治疗效果就不好了。

专家：

　　第三种就是寒凝血瘀。"血得热则行，得寒则凝"是中医的老话。体内气血遇寒凝滞，像一个结块似的，这个时候要暖宫散寒来消结化瘀，来消解这个包块。

专家：

　　另外一种，就是肾虚引起的肿块。由于女性体内的雌激素偏高，所以大家不免会问，子宫肌瘤是不是内分泌失调引起的？实际上，像我们所说的第一种证型——气滞血瘀型，其实就是因为情绪不好，刺激肝脏，导致肝郁，也就是肝郁气滞。而西医主要从人体内分泌方面给予诊断，通常会归结为雌激素偏高这一因素。西医建议患者平时要多吃豆类食品，不吃太补的东西，避免雌激素更高，加重疾病。实际上，在临床上我们接诊较多的一类病案是，既有子宫肌瘤，又有肾虚。这是什么意思呢？就是不仅雌激素水平低，而且还患有子宫肌瘤的病人并不少见。你们知道什么年龄的人易患子宫肌瘤吗？年纪越大，得子宫肌瘤的人越多。在女性40多岁的时候，其体内多多少少会有大大小小的子宫肌瘤，发病率在80%~90%。为什么呢？主要与肾虚有关。中医要强调在消痰、散结、化瘀的同时，要照顾到扶正。因此，治疗肾虚引起的子宫肌瘤的大原则，就是化瘀、散结、消肿，还要做到扶正祛邪。

寒凝血瘀型子宫肌瘤：气血因寒凝滞，日久流通不畅，就像水结冰一样，结在子宫内，积聚成子宫肌瘤。

肾虚也会引起子宫肌瘤。

西医检查有明确的子宫肌瘤、子宫腺肌症或卵巢囊肿等，这些都属于中医的癥瘕范畴。

嘉宾：

我发现，王老师说的这几个证型都跟血瘀有关，那体内有瘀怎么办呀？

专家：

怎么办呢？既然体内有瘀，就应该先活血化瘀。中医活血化瘀最常用的能化瘀的，有什么呢？吃的食物。

得了子宫肌瘤通常需要活血化瘀。

嘉宾：

山楂是化瘀的吗，王老师？

专家：

山楂活血化瘀的功效非常好。我们一般常将山楂用来消食导滞，还可用于降血脂等。山楂是一味传统的用来活血化瘀的中药，常用于治疗产后肚子疼、血瘀导致的腹痛等。接下来，我们还给大家介绍几味常用的具有活血化瘀功效的中药，让大家熟悉一下。

山楂
性味归经：性微温，味酸甘，入脾胃肝经。
功效：有消食健胃，活血化瘀，收敛止痢之功。

专家：

大家常吃橘子吧，第一个呢，就是橘子的核，叫橘核。

嘉宾：

橘子核？

橘核有理气，散结止痛的功效。

专家：

对，橘核具有散结消肿的功效，尤其是针对

肿块的散结消肿，效果特别好。另外，橘核能理气，但是很苦。

专家：

第二个就是荔枝核。荔枝很好吃对吧，但是荔枝核可不太好吃。荔枝核和橘核，是我在临床上常用的对药。所谓对药就是一对一对地使用。这里我是将橘核、荔枝核一起同用。治疗子宫肌瘤、乳腺肌瘤、乳腺结节、子宫内膜异位症，还有由卵巢囊肿引起的痛经肿块等，我常用到这两味药。

荔枝核有行气散结，祛寒止痛的功效。

专家：

第三个就是煅瓦楞，又叫瓦楞子。

嘉宾：

煅瓦楞又是什么东西呀？

专家：

这个属于贝壳类，它被专门用于软坚消肿，也就是软坚散结。它一般是我们治疗肿块最常用的药。另外呢，它还可用于治疗胃酸过多，也就是消胃酸的功效特别好。

瓦楞子有消痰化瘀，软坚散结止痛的功效。

专家：

第四个就是大家应该都认识的，叫海藻。

海藻有消痰软坚散结，利水消肿的作用。

嘉宾：

海藻？

专家：

　　另外，我们还有一个和它对用的药，叫昆布。昆布就是咱们常吃的海带。

嘉宾：

　　海带？

专家：

　　对，就是海带。海藻和海带也是临床上常用的对药，可以一起用。

嘉宾：

　　除了以上几味药还有别的吗，王老师？

专家：

夏枯草有清热泻火，散结消肿的作用。

　　最后一个是夏枯草。所谓夏枯草，就是到了夏天，它就立即枯了，因此得名。夏枯草的作用是清肝火、散瘀结。特别是对于肝郁气滞、容易上火，又伴有子宫肌瘤的患者来说，夏枯草是最常用的一味药。

专家：

　　这几味药不一定每次都用到，根据病人的情况不同，最常用的配用药也不同。当然，具体用药还要根据患者的证型，进行辩证治疗，才能取得比较好的疗效。

重点回顾

1. 子宫肌瘤的种类有哪些?

（1）长在子宫外面的浆膜下肌瘤

（2）长在子宫里面的黏膜下肌瘤

（3）长在子宫肌壁里面的肌壁间肌瘤

2. 子宫肌瘤对怀孕有哪些危害?

（1）有些患者会表现出不那么容易受孕。

（2）怀孕后会比正常人更容易流产、早产。

（3）怀孕过程中肌瘤增长过快，还可能压迫腹中胎儿。

3. 有哪些症状时，需要警惕是否患有子宫肌瘤?

（1）月经异常。

（2）腹部胀痛。

4. 中医对子宫肌瘤的认识和诊治有哪些?

（1）气滞血瘀型子宫肌瘤：常用行气活血化瘀的方法来治疗。

（2）痰瘀互结型子宫肌瘤：常用化痰、消痰、散结的方法，而不单纯通过活血的方法治疗。

（3）寒凝血瘀型子宫肌瘤：常用暖宫散寒的方法来消结、化瘀，消解包块。

（4）肾虚引起的子宫肌瘤：常用化瘀、散结、消肿的方法，还要做到扶正祛邪。

5. 治疗子宫肌瘤常用的活血化瘀药有哪些?

（1）山楂：常用于治疗产后肚子疼、血瘀导致的腹痛等。

重点回顾

（2）橘核、荔枝核：治疗子宫肌瘤、乳腺肌瘤、乳腺结节、子宫内膜异位症，还有由卵巢囊肿引起的痛经肿块等。

（3）瓦楞子：用于软坚消肿，治疗肿块。

（4）海藻、海带：常用于消痰、软坚、散结、消肿等。

（5）夏枯草：常用于治疗肝郁气滞、容易上火，又伴有子宫肌瘤的患者。

调好月经，好孕自然来

※

扫描二维码
听医生为您讲解详情

　　成为一位母亲对很多女人来说是一件非常幸福的事，但不孕却让很多女性痛苦不堪，怀不上孩子，老公急、家里急，自己心里更着急。备孕失败要找原因，很多女性都有月经不调的问题，这不仅严重影响女性的健康，更是怀孕困难的一大主因，那么到底为什么月经不调会影响怀孕呢？又是什么原因引起的月经不调呢？究竟该怎样治疗呢？我们请来了北京中医药大学国医堂主任医师王玉英，为大家分析一下具体原因和解决办法。

北京中医药大学国医堂主任医师：王玉英

· · · ·

　　王玉英，主任医师，国家名老中医。出身中医世家，从事中医工作50余年。北京卫视《养生堂》，央视《健康之路》等栏目嘉宾。擅长治疗妇科、肿瘤、老年病等，对不孕不育症、更年期综合征、失眠、月经不调、痛经有丰富的经验。

嘉宾：

现在好多人都不孕，有什么原因吗？听说这个月经不好就影响怀孕，还有的人好像是因为子宫肌瘤影响怀孕。关于这些知识，请王老师为我们从专业角度详细介绍一下吧。

专家：

您说的也挺专业的，具体来说有这么几项。首先，月经不调是最主要的，也是最常见的不孕因素；第二个，感染性不孕，现在咱们大家都知道，女性容易患阴道炎、盆腔炎等妇科疾病，这些疾病也容易导致女性不易怀孕；第三个呢，就是输卵管不通，精子和卵子不能结合，自然不能受孕。还有一种就是免疫性不孕，可能大家对此不太熟悉。

专家：

免疫性不孕，是人体内的抗精子抗体呈阳性，导致精子和卵子不能结合，这叫免疫性不孕，是现代医学最近发现的一类不孕症；另外，还有一种不孕症，叫高泌乳素血症型不孕，实际上这一类不孕症，大部分也包括在月经不调引起的不孕症中。另外，像子宫肌瘤、卵巢囊肿、子宫息肉，还有子宫内膜异位症，这些都会引起不孕。其中月经不调是引起不孕的最常见的主要原因之一。

嘉宾：

那月经不调有什么症状吗？

不孕的原因：月经不调、感染性不孕、输卵管不通、免疫性不孕、泌乳素高、子宫肌瘤。

免疫性不孕：因免疫性因素而导致的不孕，其中包含有抗精子抗体、抗子宫内膜抗体、抗卵子抗体等各类免疫性不孕。

专家：

　　第一个是看月经周期。

专家：

　　周期提前或推后 7 天以上，连续三个月以上，这样才算月经周期异常，偶尔一次不算。

专家：

　　第二，看月经量，月经量过多或者过少都属于月经不调的范围。另外，看月经的颜色，正常的经血颜色是红润，稍微有点红，带点深色，而有的是过黑，还有的是月经在整个经期都是深的或者过于淡，过于清稀，有的还有血块等。这些症状都属于月经不调。

专家：

　　另外，有些人还会出现经间期出血的症状，比如说排卵期出血还伴有崩漏，或者月经来了就不走，月经时间推得过长等，这些也都属于月经不调。

专家：

　　中医上，将月经不调分为很多证型。第一个就是肾虚型，肾精不足，因为肾主生殖，肾主胞宫，所以月经不调主要责之于肾，肾的精气、精血不足，是最重要的一个原因。比如说多次流产或者是过于劳累，睡眠过少等，都会导致肾虚证型的月经不调，那么肾虚的症状是什么呢？

月经不调症状一：月经周期提前或推后 7 天以上的状况，超过三个月。

月经不调症状二：经量过多或过少，经血颜色和黏稠度异常等。

月经不调症状三：经间期出血、崩漏、闭经、痛经等。

肾精气不足症状：经量少、色淡或暗、经期推后或闭经、或崩漏、伴有腰膝酸软、疲倦乏力。

专家：

月经量少，因为肾精血不足了，所以月经量就少了，腰膝酸软也是肾虚的主要症状之一。此时，西医检查会发现，雌激素、孕激素水平都低了，因此，治疗时肯定要以补益精血为主。第二个因素是肝郁，也就是精神因素。

精神抑郁引起肝郁气滞，从而导致月经不调。

专家：

现在我在门诊见的最多的一类，就是大部分年轻女性的症状主要在于情志，就是肝郁，什么意思呢？就是年轻女性容易不高兴或者是工作压力过大。熬夜过于劳累，或者失恋了，又或者是工作上不顺心了，这些都是最重要的情志因素，而且表现出的症状爷也最复杂。

肝郁症状：情绪低落、烦躁易怒、月经周期或提前或推后、经量或少或多。

专家：

月经或多或少，或推后或提前，情绪也开始烦躁易怒，这都是肝郁的表现。所以这个时候要先疏肝理气、养血安神，然后再补肾。

脾虚气血不足导致肾虚，引起月经不调。

专家：

还有一大类叫气血不足型，气血不足最常见，年轻的女孩大都坚持减肥，我见到因为减肥过度而导致闭经的情况，半年没来月经，什么肉都不吃，晚饭也不吃，中午就吃一点。我说这样你的气血，全身的气血要保证重要的脏器运行都不够呢，怎么还有余地养着咱们胞宫的血脉呢？女子以血为本，没有血了，那月经哪儿来的呀。所以这一类的证型，在年轻女性中比较多见，那么这个时候的治疗就要以大补气血为主了。

专家：

　　寒冷也会引起闭经，月经不调，为什么呢？中医上说，血得寒则凝，血得温则行。得寒则凝，意思是人体寒了，这血液就会凝住，就像在子宫内结了一个冰块，便会引起月经不调。一般这种情况下，月经都是推后的，然后容易伴有痛经，此时应采用温经暖宫的方式来治疗。咱们说完了寒、虚，另外还有什么呢？还有咱们见到的很胖的女性，也会出现不来月经的情况。我们说，月经三个月一来的情况叫月经稀发，三个月、五个月，不吃黄体酮就不来，吃了就来一次的这种情况，中医上叫痰阻，也就是痰凝血瘀。

寒凝血瘀会造成月经失调。

专家：

　　痰瘀互阻型，湿浊，湿气特盛的话，通过B超检查，很容易会发现患者可能正患有多囊卵巢综合征。我在门诊看到过很多这样的年轻女孩来看病，为了减肥，下大决心要把体重降下来，最后把身体减坏了。过来要中医帮她调理，用什么办法呢？用健脾、祛湿，然后根据她的情况进行活血、化瘀的方式来治疗。

痰湿型肥胖易导致经血不畅。

专家：

　　另外呢，还有一种情况就是体内有热了，有的是湿热，比如湿热下注，就属于感染。刚才我们讲的感染性妇科疾病也会引起月经不调，妇科有炎症了，月经有时候提前拖后，经量一般，颜

体内有湿热，经量和气味都会异常。

色深、红、稠，月经有异味，同时伴有白带黄稠，有异味，月经有异味。这类患者的症状，就是湿热导致的，造成经血闭阻、经血不调。所以这时候，就要通过清利湿热的方法来调经。

血热妄行会导致月经周期提前，经量多。

专家：

还有一种叫血热妄行，什么意思呢？就是比如说这个人平时爱吃辣的，吃点好的就容易上火的人，体质也壮实，这个时候她的血量来得多，有的容易提前，经量又多，月经每次持续 7~8 天，有时候到排卵期还在出血。我见到过这么一个患者，38 岁，结婚了大概有 6 年都没怀孕，月经每隔 20 多天就来一次，来了之后 10 多天都不走。我说你这每个月都是处在流血期，还患有阴道炎。因为她那个经血持续时间太长，就容易感染。结果经过治疗，调了大概 4 个月怀孕了，生了一个千金。她原来呀，到了排卵期还有经血，热性的体质，脸上、鼻子上也是痘痘，一脸的包。告诉我说，她吃一点好的脸上马上就出包，但是她平时还是吃得比较好。这个时候，我一定会告诉患者要保持饮食清淡，少食甜的、辣的。

中医调经食疗方。

专家：

给大家提供一个药膳方，适合调理气血不足、肾精血不足、肾虚等证。第一味是肉苁蓉，这个药生长在内蒙古沙漠里，能补肾气，大补精血。有一个著名的中医药方叫菟蓉汤，其所配中药就是菟丝子、肉苁蓉，不但可以补肾气、补肾阳，还能够益精血；然后就是大家熟悉的当归，是调经所用四物汤中最主要的一味药。

专家：

当归的特点是既能够补血，又能够活血，所以我们一般叫理血，就是说患者血虚了，能用它来补，那么患者有瘀血的话，也能用它来活。另外一个就是大枣了。

当归有补血活血，调经止痛的功效。

嘉宾：

这是唯一一我认识的药。

专家：

大枣来用具有补血、健脾、安神的功效，要配一味什么药呢？可以配鱼鳔蛸。鱼鳔蛸就是咱们药用的，都是大鱼的鱼鳔。

专家：

鱼鳔蛸的胶体蛋白含量特别多。中医认为它是补肾、益精、养血的佳品，这个药要单独包，包起来就行了，然后要先把鱼鳔蛸煮一下，然后再把装有肉苁蓉、当归、大枣的药包往里一放，一起煮熟就可以了，一次100克左右，就差不多了。

鱼鳔有补肝肾，养血止血，散瘀消肿的功效。

嘉宾：

那什么时候开始服用呢？

专家：

最好就是月经一干净就开始吃。因为月经一干净，我们女性会出现胞宫空虚的情况，这个时

月经结束后开始喝，至下次月经开始前。

候也就是女性胞宫最虚的时候。所以应该月经一干净就开始补，一直补到下次月经来的前两天。比如开始乳房发胀了，可能此时月经要来了，这个时候你就不要吃了，就得换方子了，要换成通经活血的药，让月经通畅。

重点回顾

1. 不孕的原因有哪些?
（1）月经不调。
（2）感染性不孕。
（3）输卵管不通。
（4）免疫性不孕。
（5）泌乳素高。
（6）子宫肌瘤。

2. 月经不调如何影响怀孕?
首先要怀孕就要找准排卵期，而月经提前、延后或淋漓不尽都降低了测算排卵期的准确性，所以"好孕度"自然会降低。
其次，肾主生殖，月经正常运行反映出女性肾气充盛，脏腑功能正常，气血运行通畅。而月经不调则暗示女性的生殖系统不健康，不易怀孕。

3. 月经不调的症状主要有哪些?
症状一：月经周期提前或推后 7 天以上的状况，超过三个月。
症状二：经量过多或过少，经血颜色和黏稠度异常等。
症状三：经间期出血、崩漏、闭经、痛经等。

重点回顾

4. 中医针对不同证型的月经不调的治疗方案有哪些?

（1）肾虚型：要用补益精血的方式。

（2）肝郁气滞型：要拥护疏肝理气、养血安神，然后补肾的方式。

（3）脾虚气血不足型：要用大补气血的方式。

（4）寒凝血瘀型：要用温经、暖宫的方式。

（5）痰瘀互阻型：要用健脾、祛湿，然后活血、化瘀的方式。

（6）湿热下注型：要用清利湿热的方式。

（7）血热妄行型：要保持饮食清淡，少食甜、辣食物。

5. 如何调理月经不调?

（1）改善不良的生活习惯

不要贪凉，即使是在夏天，在吃冷食之前最好先吃一些热食垫垫底；平时多吃一些补气暖身的食物，如核桃、大枣、芝麻等五谷杂粮；经常运动，比如快步走，对疏通经脉，改善血液循环和提高体温有显著效果。

（2）中医调经药膳方

原料：肉苁蓉、当归、大枣、鱼鳔蛸。

做法：先把鱼鳔蛸煮一下，然后再把装有肉苁蓉、当归、大枣的药包放入，最后煮熟就可以了。一次100克左右，就差不多了。

服用方法：月经结束后开始喝，至下次月经开始前停止。

治愈感染，更好孕

※

扫描二维码
听医生为您讲解详情

很多备孕的女性都会制定严苛的备孕计划，计算排卵期、测量体温、加强运动等，就连老公都会被强制戒烟、戒酒。但有的人，几年过去还是一点动静都没有，去医院检查了排卵和子宫内环境，也没有不良的情况，这到底是怎么回事呢？实际上很多原因不明的不孕，可能与生殖道感染有关，但是由于感染没有明显症状，所以常常被忽视。到底感染对怀孕的影响有多大，又该怎样治疗呢？让我们来听听北京中医药大学国医堂王玉英主任医师的解答吧。

北京中医药大学国医堂主任医师：王玉英

• • • •

王玉英，主任医师，国家名老中医。出身中医世家，从事中医工作50余年。北京卫视《养生堂》，央视《健康之路》等栏目嘉宾。擅长治疗妇科、肿瘤、老年病等，对不孕不育症、更年期综合征、失眠、月经不调、痛经有丰富的经验。

嘉宾：

　　王老师，今天我们还是要聊一聊关于备孕的事儿。说到这儿，我有一个朋友最近想怀孕，然后去医院一检查，结果支原体感染是阳性的，她这个一定要治疗之后，才能去准备怀孕吗？

嘉宾：

　　另外一个问题，就是这个支原体感染，像这种细菌感染的情况都会引起不孕吗？

生殖道感染对备孕影响有多大？

专家：

　　像支原体感染，我在临床上见的最多了。支原体感染是必须要治疗的，感染对生育的影响，第一个就是不孕不育，另外呢，其中有一部分人，她虽然存在支原体感染也会怀孕，但是呢，导致流产（也就是胎停育）的概率非常高，所以一般的来说，如果患者查出支原体感染，我就告诫她必须避孕。不但女性要治疗，配偶也必须要检查，如果也存在感染的情况，必须同时治疗。

嘉宾：

　　那她一开始可能是什么原因引起这个问题的呢？

专家：

　　这个感染，不单是支原体感染，我们要讲的感染有很多种。一般地讲，大家都知道白带常规检查，主要有像霉菌，滴虫，清洁度三度、四度之类的项目；另外，还有支原体、衣原体相关的检查，

生殖道感染都有哪些种类？

还有细菌相关的检查，还有 TCT 检查、HPV 检查，再严重的，还有淋球菌和梅毒等的检查，这都是感染。那么在中医来讲呢，从古代，人们就已经非常重视这个问题了，那时不叫感染，统称为带下病。

嘉宾：

带下病是什么意思呀？

专家：

带下病就是说，阴道分泌物增多，出现白、稠或者黄色分泌物。有异味，古代记载叫五带，五带是啥呀？就是指赤、白、青、黑、黄的阴道分泌物。

嘉宾：

还有这么多颜色。

专家：

但是现在咱们临床上见到的最多的，就是黄色的白带。比如说，宫颈癌的前期，会出现浓稠的、色深的分泌物，因此白带的性状，非常值得重视。咱们从中医看，最直观的就是白带是否异常，也有的个别患者，认为自己正常，一问白带正常，结果一查也有支原体感染，也有 HPV 感染的这些情况。如果说我们对这些不孕症原因进行排队，第一就是刚才我们说的月经不调引起的不孕；第二就是感染性不孕。

带下病：带下的量、色、质、味发生异常，或伴全身或局部症状者称为"带下病"。

嘉宾：

　　这怎么办呢，王老师？

专家：

　　像这种支原体感染、HPV 感染，我在临床上，一般采取中西医结合的方法进行治疗，下面我们就着重讲一下。中医讲究辨证治疗，在临床上可以分成不同的证型。比如第一种也是最主要的证型，我们就叫湿热下注。

嘉宾：

　　湿热下注，有什么症状吗王老师？

专家：

　　湿热下注就是带下稠、黄，然后有的会伴有腹痛，有的会伴有异味，中医就将此类病症诊断为湿热下注。

> 湿热下注：常表现为月经不调、腰痛、腹痛，带下黄白如注、质稠味臭，还有外阴瘙痒等。

嘉宾：

　　湿热下注。那是什么原因导致的这个湿热下注呢？

专家：

　　一个是体质的原因，比如说我们本身的体质就是脾虚湿盛型的，或者爱吃甜食、油荤过重等，也会导致湿热下注；另外，现在咱们说，感染了不洁的东西，比如说进行游泳、温泉、桑拿或者做人流，都有可能不慎感染，而且感染的渠道也很多。

> 湿热带下的原因：免疫力差、爱生气、喜食辛辣、油腻、肝胆经有湿热等。

女性应注意预防感染。

专家：

细菌、病毒在我们身边，随时都存在，当你的抵抗力低下的时候，尤其容易感染。所以我在临床上一般告诫我的患者，本身有感染的，甚至要怀孕的或者正在备孕的，经期后的 3 天内或者在排卵期的时候，千万不要去游泳。

嘉宾：

王老师，在咱们中医上讲的湿热下注是如何形成的呢？

专家：

湿热下注中的湿与热是同时存在的，可能因为季节交替导致湿热加重，湿与热同时入侵人体的时候，就会出现这种病证。

嘉宾：

您能再为我们深入剖析一下其中的致病机理吗？

专家：

中医认为，肝经绕阴气，而在阴部出现的问题多数与肝经有关，**肝火旺、脾胃功能差，就会导致脾湿不化**；又因为肝经绕阴气，所以会造成这种湿热最容易往下走，形成湿热下注。

嘉宾：

王老师，那像这种湿热下注型的白带异常，怎么治疗呢？

专家：

关于这个的治疗呢，我给大家带来了一个，我们中医上比较传统古老的有效方剂，叫四妙散。

嘉宾：

四妙散？都有哪几味药组成呢？

专家：

第一味药就叫黄柏。

专家：

中医上，将人体脏腑分上中下三焦。咱们女性的子宫等脏器都在下边，所以叫下焦，我们所说的妇科感染也就是对应中医上的下焦湿热。黄柏呢，它有清热燥湿的功效，对于治疗下焦湿热有特效，所以最常被用来清下焦的湿热。另一味药叫苍术，苍术有燥湿健脾的功效。咱们刚才说到湿热下注，首先它的罪魁祸首就是湿，所以治疗妇科感染，先要改善这个湿邪的环境。

专家：

专门祛湿最好，比如夏天咱们这雨水多了，有的人容易拉肚子，这都属于脾虚湿盛，就可以用苍术。那么苍术和黄柏合起来，就叫什么呢？又燥湿又清热的功效合起来就是清热利湿了。这个原始的药方叫二妙散。

嘉宾：

二妙散？

黄柏主治下焦湿热、带下阴痒。

湿邪是感染的罪魁祸首。

牛膝有利尿通淋，引血下行的功效。

专家：

　　然后再加上另外两味药，其中一味就是牛膝。牛膝是一种植物，可不是牛的那个膝盖。这个是专门走下焦用的药，叫引血下行。

专家：

　　把全身的血都引到下边来，到达我们女性的下焦部位；另外，它还有补肝肾、强筋骨，以及活血化瘀的功效。刚才我们讲夏季雨水多的时候，有的人就会有点虚嘛，此时，这个方剂里面就需要有一味具有扶正、引血下行功效的药，可以用薏米（薏苡仁）。

嘉宾：

　　我经常用它熬粥的。

专家：

　　对，夏天是可以用来熬粥喝。咱们这个颜色的薏米是黄色的，这是炒过的薏米。一般临床上，我们用生薏米，这样更好一些，炒过的薏米，健脾的作用更好，但是利湿清热的作用减弱。所以生薏米对于湿热下注，也就是感染型的白带异常，治疗效果较好。

嘉宾：

　　还有其他一些什么证型吗？

专家：

　　脾虚湿盛，是什么意思呢？就是说临床上，患者去化验，结果什么异常都没有。患者就告诉我白带特别多，有的是像水一样的清稀，化验结果显示什么支原体、衣原体，什么HPV病毒、什么杂菌之类的，都没有发现，但是就是白带多，还腰疼。

专家：

然后一问患者，发现患者的脾胃还不好，大便有的时候还溏稀，舌头还胖胖的、大大的，那这个时候我们中医就说这是脾虚湿盛。不能说见到白带多就一律是炎症，所以对于这一部分患者呢，我们就不能直接按照中西医进行一对一地对号，比如在西医上是炎症，中医上就对应为热，这是不一定的。那么这个时候咱们应该怎么治疗呢？要健脾祛湿。

专家：

临床上要用一些什么药呢？芡实、山药、茯苓等。临床上专门有个方剂叫完带汤，其中的苍术、白术就是健脾的。

嘉宾：

完带汤。

专家：

专门治脾虚湿盛的。

嘉宾：

王老师，那除了这两种还有其他证型吗？

脾虚湿盛：常表现为呕吐、经期泄泻、经期水肿、闭经、带下、严重会引起不孕。

脾虚湿盛也会导致白带增多。

健脾祛湿，水湿运化良好才能使月经正常。

完带汤：白术、山药、人参、白芍、车前子、苍术、甘草、陈皮、黑芥穗、柴胡。
功用：补脾疏肝、化湿止带。

肾虚:腰膝酸软无力、月经量减少或推迟。
湿热:白带黄色、味臭、外阴瘙痒、月经过多或经行不畅。

六味地黄汤:将熟地、山茱萸肉、山药、丹皮、泽泻和茯苓水煎后去渣,得到的汤汁。

家用祛湿邪的小方法。

专家:

还有老年人中最常见的一种证型,叫肾虚湿热下注。

专家:

就是说既有湿热下注,还有肾虚,那么她的症状就是反复感染,还有什么症状呢?就是白带多,也有类似于感染的症状出现。这个时候就需要用到补肾的方法,比如六味地黄汤,配合上我们的这个四妙散来用。

专家:

就是一定要在补肾的基础上再清利湿热,从整体上调理治疗。后来有个患者对我说:"神奇了,自从您帮我治疗了以后,我在您这儿拿了7服药,后来又吃了15服药,这两年我这个病都没犯。"

嘉宾:

那您平时有没有什么比较好的小方法能够教给我们,方便我们平时自己用呢?

专家:

夏天,像薏米,还有我刚才说的芡实、莲子、茯苓,可以将它们打成粉来服用。另外呢,油腻的、甜的都要少吃。

嘉宾:

除此以外,王老师还有什么小叮嘱送给我们的女性朋友呢?

专家：

再有就是，当身体出现湿热时，一定要调理肝经。除了四妙散外，女性朋友还应该注意控制情绪。中医讲：怒伤肝。平时要少生气、少熬夜，让肝气疏通才是养肝的根本。

重点回顾

1. 生殖道感染的危害有哪些？

（1）造成女性月经不规律。

（2）引起子宫内膜炎、盆腔炎、输卵管炎等。

（3）炎症不能及时治疗，可能会导致输卵管堵塞，造成不孕、流产或宫外孕的概率较大。

（4）一些感染性病毒，还有可能在怀孕期间传染给婴儿，危害婴儿健康。

2. 湿热下注如何形成的？

湿热下注中的热与湿是同时存在的，可能因为季节交替导致湿热加重，湿与热合并入侵人体。而中医认为，肝经绕阴气，而在阴部出现的问题多数与肝经有关，肝火旺、脾胃功能差就会导致脾湿不化；又因为肝经绕阴气，所以造成这种湿热最容易往下走，形成湿热下注。

3. 如何根据中医证型治疗生殖道感染？

（1）湿热下注：常表现为月经不调、腰痛、腹痛，带下黄白如注、质稠味臭，还有外阴瘙痒等。

四妙散：黄柏、苍术、牛膝、薏米

重点回顾

（2）脾虚湿盛：常表现为呕吐、经期泄泻、经期水肿、闭经、带下，严重的会引起不孕。

完带汤：白术、山药、人参、白芍、车前子、苍术、甘草、陈皮、黑芥穗、柴胡。

（3）肾虚湿热下注：腰膝酸软无力、月经量减少或推迟是肾虚的表现；白带黄色、味臭、外阴瘙痒、月经过多或经行不畅是湿热的表现。

六味地黄汤：熟地、山茱萸肉、山药、丹皮、泽泻和茯苓。

造人很疯狂，备孕大攻略

※

不知从什么时候开始，怀孕成了一个超级复杂的过程，各种攻略、各种补品、各种偏方，不知道要听哪一个。常有人感叹，想要个宝宝怎么就那么难？其实要想顺利怀孕，有一个重中之重必须要抓，到底是什么呢？有请北京中医药大学国医堂副主任医师高琳来告诉我们正确的备孕攻略吧。

扫描二维码
听医生为您讲解详情

北京中医药大学国医堂副主任医师：高琳

* * * *

高琳，北京中医药大学教授，主任医师，硕士研究生导师。现任方剂教研室主任，方剂课程负责人，专门从事复方配伍理论、实验及临床研究。师从北京市名老专家李庆业先生，擅长妇科、儿科等疾病的治疗。

嘉宾：

高老师，我最近有一个问题，就是我闺蜜让我特别闹心，您猜是什么问题？

专家：

现在通常大家最关注的一个问题之一，就是二胎的备孕问题。

嘉宾：

没错，您怎么那么了解呀。

专家：

这不是好事吗？

嘉宾：

确实是，我这个闺蜜就是特别关注二胎的备孕。因为想生一个跟第一胎不一样的，都想儿女双全嘛，所以就想知道是不是能从饮食上，比如什么酸儿辣女这样的说法，是不是能从这上面引导一下二胎的性别，然后喝点碱性水呀，或者是喝点什么酸的东西呀。反正就是只要能把自个儿这个内分泌调理过来，她在各种知识上可以说都有相当的储备，比如使用什么APP，然后先下载10个，完了以后还加入各种孕妈妈群，大家互相交流。

专家：

家里儿女双全，真的是一个很好的愿望，其实人们大都希望这样。但是有些时候我们也会发

现，对于现在想要生二胎的准妈妈来说，尤其是一些年龄偏大一点的人，掌握一些健康的备孕方式可能会更重要。

嘉宾：

那我怎么知道我现在的身体状况到底适不适合怀孕呢？

专家：

备孕的前提，女性需要有一个非常好的生理周期，其实在备孕过程当中我们会发现，各种方法都用到，你最后的一个目的无非是月经正常。

专家：

其实这就是我们所说的助孕重在调经。治疗不孕症的时候，我首先要给患者调经，如果月经都不正常，根本没有办法确定排卵期的时候，就是很难碰"好孕"。因为卵子的成活时间只有1天，而精子的成活时间只有3天左右，所以如果这个时候要想"金风玉露一相逢"，那真是一个非常巧合的机遇了。这种时候我们要知道，其实如果真的很着急，需要在什么时间内尽快要一个宝宝的话，女性有一个相对稳定的排卵期是很重要的一件事情。那么这时候就要求有一个相对来讲，比较稳定的月经周期。其实这个呢，我们是有一个规律的，一般的月经周期最好是在28~30天，如果以28天为界，前后推迟或者是提前7天都是可以接受的。

正确调经才能带来"好孕"。

学会观察月经，解密身体健康。

嘉宾：

这个范围还是挺大的。

专家：

对，还是挺大的，所以我们真的不用太过于担心。

专家：

其实除了关注月经的周期，我们还有一些更细节的东西需要自己去观察一下。一般来讲，月经的血量、颜色、质地都可以作为评价标准。比如正常情况下，出血量应该是在 30~80 毫升，这个概念可能比较模糊。

嘉宾：

不好量化呀，这怎么量化呀？

专家：

记住一个简单的办法，就是看看一次的月经血量，卫生巾的用量要超过一包，但是不能超过两包，如果超过两包那可能就有点多了，但是如果达不到一包，那月经血量可能就有点少了，这是一个量的问题；另外，月经的颜色也很重要，很多人会说，月经来的时候肚子疼，血色特别地暗，其实这个血色暗是不对的，正常的月经血色应该是深红色的。

嘉宾：

深红色。

专家：

也不是鲜红色，更不是那种非常非常鲜艳的红色。

嘉宾：

我以为鲜红色是好的。

专家：

其实应该是深红色。因为鲜红色，实际上是稍微有一点点偏浅的，有点血热的表现。除此之外呢，还会有血色淡，血色淡就是气血不足的表现了，还有一些时候会有一些过多的血块，少量的血块问题不大。

嘉宾：

血块，对，这个是有。

专家：

因为一般的经血是不凝的，只有在出血量太多的时候才会出现血块的问题，所以血块太大也是需要格外注意的问题。

嘉宾：

既然这么复杂，我们有没有什么简便的方法，比如说有没有什么指标可以让我们自己检测一下"好孕"度。

专家：

我这里有这样一些指标可供大家参考。

检测"好孕"度的指标。

我们首先说月经先期。

专家：

　　所谓月经先期，参考一下我们刚才说的，正常的月经按照 28~30 天这样一个范围，如果你提前 7 天，那月经周期就短于 20 天，这就叫作月经先期了。月经先期非常常见的一种现象就是，出现黄体功能不全。

专家：

　　什么叫黄体功能不全呢？也就是卵泡破裂之后，逐渐地形成黄体，这个黄体呢，它会给我们身体中的一种激素分泌提供支持，这种激素就是黄体酮，一说到黄体酮，我们大家可能就都明白了。黄体功能不全，就会导致黄体酮分泌不足，使子宫内膜未能及时转换，而不利于受精卵着床。

嘉宾：

　　黄体酮这个词儿，大家应该都知道。

专家：

　　如果黄体酮低的情况下，第一个，就不利于受孕；第二个，即便受孕之后也容易引起流产。

嘉宾：

　　胎停育什么的。

专家：

　　对，这个是非常重要的一个环节，那我们就知道了，月经先期对于备孕是会有重要影响的，

月经先期：
指月经周期提前 7 天以上或 20 天左右，连续发生 2 个周期或以上。

黄体功能不全，不利于受精卵着床。

黄体酮是由卵巢黄体分泌的一种天然孕激素，为维持妊娠所必需。

那月经后期是不是就好一些呢？

嘉宾：

　　提前不好，延后了就好了吗？

专家：

　　你看什么叫月经后期，月经周期延后超过 7 天，也就是 35 天。其实月经周期 35 天以上，我们就把它称为月经稀发。对于每一个人来讲，一次正常的月经周期，排卵一个。

专家：

　　正常的情况下，我们就排一个卵，那这一个周期排完卵之后，14 天之后会逐渐地来月经。所以如果月经稀发，35 天来一次月经，35 天排一个卵，那如果两个月来一次月经呢？

嘉宾：

　　就两个月排一次卵。

专家：

　　那如果有些人说，我半年来一次月经，一年排两次卵，这时候想怀孕可以说是大海捞针啊。月经后期一般有什么原因呢，比如说血虚，还有一些血瘀、寒凝，这些都是月经后期的原因。血虚最直接的一个影响，就是影响子宫内膜的发育。

专家：

　　如果内膜薄，就好像宝宝来了，但是他的一

月经后期：月经周期延后 7 天以上，甚至 3~5 个月，连续两个周期以上，称为月经后期。

子宫内膜薄，易造成不孕不育。

个温暖舒适的小床你没给他做好。

嘉宾：

就是咱们老说的那种土壤不好。

专家：

对，土壤不好，所以她在受孕的时候就会出现困难。另外，如果身体出现血瘀的话，由于子宫内膜本来应该是血流非常丰沛的地方，这时候才能够提供营养，而一旦出现血瘀则会导致子宫内膜的血液运行不好，也影响胚胎着床，这是非常重要的。那月经先后不定期呢，是什么意思呢？就是我这个月提前了下个月错后了，经常会有这样的女性，你问她末次月经什么时候来的？大都是不记得了，因为她从来不知道哪一天应该来。

嘉宾：

这种情况下，想要受孕就比较困难。不过别着急，高老师为大家带来一款中医养血、补血的经典名方——四物汤。

专家：

这个方剂里面，有几个药物呢？就四个，分别是熟地、当归、白芍，还有川芎。为什么说这张方子是一张基本方，仔细研究你会发现它非常非常有意思。

专家：

熟地偏于滋阴、补肾、养血。对于血虚的病人，

在中医补血养血的经典方——四物汤的基础上再加几味药，则有安胎助孕的功效。到底是什么药呢？

熟地可以滋阴添精，滋阴养血。

我们可以多用一点熟地，这样加强它的养血作用。

专家：

方剂里面的当归呢，既可以养血又能够活血，而且当归具有非常好的类植物性雌激素作用，所以如果说这个患者的激素水平比较偏低，那当归配合上熟地就是一个非常好的组成。

当归有养血、活血的作用。

专家：

白芍又有什么作用呢？因为它是一个偏寒性的药物，患者血热的时候，可以用。

白芍敛阴柔肝，兼能清热。

嘉宾：

可以凉血。

专家：

相对来讲，我们可以用白芍凉血。刚才我们说了血热的时候可能会出血过多，还出现血块这样的一些问题。白芍有酸味，中医来讲，它的药味会具有一些功能，就是酸味具有收敛的作用，比如说出血多，那我可以用它来收敛一下，可以帮助止血。

嘉宾：

减少出血。

专家：

而最后的那个川芎，是一个非常好的活血、行气、止痛的药物。那我们用它干什么用呢，比

川芎活血行气，兼以散寒。

如说在月经期间，我的月经血色比较暗、有血块、有痛经的话，是可以用川芎的。这个情况下，就可以在川芎这一类的药物里面对方剂进行加减。其实它的加减变化方式很多，其中最经典的一个加减变化是，在养血的基础上，我们再加上人参、白术、甘草这一类的益气的药物，就是一个非常经典的安胎助孕方剂了，叫作泰山磐石散。

嘉宾：

这个名字太酷了。

专家：

我们一听见这个名字，就觉得好像这个宝宝在身体里很稳固，坚如磐石。这个方剂确实是非常好用的。

重点回顾

1. 如何通过月经血量和血色判断月经是否正常？

（1）月经血量：卫生巾的用量要超过一包，但是不能超过两包，如果超过两包那可能就有点多了，但是如果达不到一包，那月经血量可能就有点少。

（2）月经血色：正常的月经血色应该是深红色的，不是暗红色、鲜红色和淡红色。鲜红色可能血热，淡红色可能气血不足。

2. 月经周期不正常对备孕的影响？

（1）月经先期：指月经周期提前7天以上或20天左右，连续发生2个周期或以上。

重点回顾

容易导致黄体功能不全，不利于受精卵着床；或者怀孕后容易流产。

（2）月经后期：指月经周期延后 7 天以上，甚至 3~5 个月，连续两个周期以上，称为月经后期。容易导致子宫内膜薄，不利于受精卵着床，造成不孕不育。

小女生痛经，中医治疗有绝招

※

扫描二维码
听医生为您讲解详情

　　每个月，女生都会迎来大姨妈，可为什么一些小可怜的女生的大姨妈是后妈呢？来了以后比容嬷嬷都狠，让人疼得死去活来，痛经可以治疗吗？中医有办法搞定痛经吗？接下来有请北京中医药大学王停教授教我们如何治疗痛经。

北京中医药大学教授：王停

• • • •

　　王停，二级教授，研究员，博士研究生导师，师承国医大师王琦教授及全国名老中医秦月好老师，秦氏妇科第九代传人，第四批全国老中医药专家学术经验继承人。现任北京中医药大学北京中医药研究院常务副院长，国家中医药管理局名老中医药专家秦月好传承工作室主任。

嘉宾：

痛经不是病，疼起来要人命！我觉得不只是我，现在很多小姑娘都这样，初高中的时候就开始痛经。我那时候上高中，严重的时候都得请假，然后我妈，还有其他同学家长，就都说这没事儿没事儿，长大了就好了，可现在这长大了也没好呀。

嘉宾：

我看有的小孩家长，就给孩子吃止疼药，确实还挺管用的，但是老吃止疼药也不好吧？王老师，到底能不能吃止疼药呢？

专家：

某些止疼药在临床上是比较常用的，因为止疼药具有解热镇痛的功效，少剂量或者是短期吃，是比较安全的。但是就是因为有的姑娘痛经很厉害，可能需要吃很大量，而且长期吃，这样子可能就会对胃肠道和肾脏造成损害，所以还是需要慎重服用。

嘉宾：

那王老师，咱们中医有什么办法治这个痛经呢？

专家：

痛经包括原发性痛经和继发性痛经。原发性痛经占到了90%，主要是由寒凝、气滞、血瘀这三个原因导致。比如我的门诊上，来了患者，我

止疼药可以少剂量的短期服用。

会问她肚子有没有冷痛。有的患者肚子冷痛，就喜欢用热水袋敷一敷。有的患者会有胀痛，这就属于气滞。还有的患者会有刺痛感，这就是血瘀导致的。所以寒凝、气滞、血瘀就是原发性痛经的主要原因。

嘉宾：

中医治这类痛经具体怎么治呢？

专家：

我在临床上，主要是用秦氏温经止痛方，包括有四组药。第一组就是活血化瘀药，也就是针对血瘀用药，比如像桃红四物汤、失笑散；第二组就是温经止痛药，桂枝、艾叶；第三组就是理气止痛的，像乌药和元胡。那么这个方子最大的亮点，是我们加了一些虫类药，比如像蝉蜕、僵蚕，还有全蝎。

嘉宾：

我是听说虫类药，在治风湿病上特别有效，痛经也可以用虫类药吗？

专家：

虫类药呢，是象庄秦氏治疗痛经的一个特色。现代药理研究表明，这些药物有很好的镇静、镇痛和抗惊厥的作用，所以它的止痛效果是非常好的。

虫类药有镇静、镇痛和抗惊厥的功效，止痛效果非常的好。

嘉宾：

　　原来虫类药还有这种功效，太神奇了。您有没有什么经验或者案例可以和我们分享吗？

专家：

　　举一个我在临床上的一个病例。这个是北京的一个小女孩，14 岁，她来看病的时候，已经痛经有一年了，她痛经的程度是很厉害的。我让她用 VAS 进行量化评分，竟然达到了 9 分。

嘉宾：

　　王老师，这个 VAS 是什么意思？

专家：

　　VAS 是对疼痛的一种视觉模拟方法。它是把疼痛的程度分为 0~10，就跟尺子一样，然后让患者自己来量化疼痛的程度，0 是不痛，10 是最痛，在 0~10 的这个范围内，看她能够给自己打几分，来表示她疼痛的程度。

嘉宾：

　　数越大越疼。

专家：

　　对对对，她吃止疼药已经没有明显的镇痛效果了，也就是说她这个疼痛程度已经是很厉害了，然后我就用这个温经止痛方给她吃。当她第二次来的时候，她的 VAS 评分就只有 5~6 分了，也就是痛经已有明显缓解，我就又给她重复用药了一遍。到她第三次来的时候，她的 VAS 疼痛评分只有 1~2 分了。最后我给她再服药一段时间以后，这个患者随访的时候，痛经就痊愈了。

嘉宾：

痊愈了，那真是太好了。

嘉宾：

老师那您有没有什么治疗痛经的小妙招，快给我们支支招。

缓解痛经的小妙招。

专家：

这里有个方子就是牡丹花 6 克、玫瑰花 6 克，代茶饮。牡丹花可以活血化瘀、温经止痛。那么玫瑰花呢，主要是疏肝解郁、理气止痛的，两者合起来就有治疗痛经的功效。

牡丹花 6 克、玫瑰花 6 克代茶饮。

专家：

尤其是还可以缓解经前期综合征，比如经前期烦躁、乳房胀痛这些情况。所以这个方子是很好用的。

牡丹花玫瑰茶在月经前 7 天开始喝，喝到经期第 3 天。

嘉宾：

那这个在来月经的时候可以喝吗？

专家：

我们一般会让她在经前的 6~7 天就开始服用，一直用到来月经的第三天。因为如果她的月经行经期，比如是 5 天的话，痛经一般是发生在前 3 天，后面就不痛了，所以是经前的 5~6 天服用到月经来之后的第 3 天就可以。

嘉宾：

相信有了这个小妙招，就能缓解我们很多女性的困扰了，回去我就试试。

重点回顾

1. 原发性痛经的治疗

中医认为原发性痛经的病因与寒凝、气滞、血瘀有关。中医治疗原发性痛经采用活血化瘀、温经止痛、理气止痛的原理，在中药方剂中加入蝉蜕、僵蚕、全蝎等虫类药物。虫类药有镇静、镇痛和抗惊厥的功效，止痛效果非常好。

2. 缓解痛经的小妙招

牡丹花 6 克、玫瑰花 6 克代茶饮，在月经前 7 天开始喝，喝到经期第 3 天。

痛经部位，暗示不同疾病

※

扫描二维码
听医生为您讲解详情

　　有痛经到底有多恐怖，四肢冰凉、恶心、呕吐、腹部绞痛，如同肠子被打结，轻举妄动，随时血崩！医学上将疼痛分为 12 级，痛经为 8 级，而被棍棒打的疼痛才只有 7 级，这种痛苦真是让人分分钟下辈子不想做女人，不，是这辈子就不想做了！不过疼了这么多年的你，可能还不知道，不同位置和不同时间的疼痛，其形成的原因是不一样的，只要找准病根，真的可以跟痛经说拜拜。下面，我们就请北京中医药大学副教授刘铁刚教我们怎么样找病根吧！

北京中医药大学副教授：刘铁钢

• • • •

　　刘铁钢，医学博士，副主任医师，副教授，研究生导师。中医临床基础研究方向，北京市科技新星。师从全国名老中医、首都国医名师孔光一教授，擅长运用中药及传统疗法治疗妇科、儿科、骨科、呼吸、消化系统疾病。

嘉宾：

　　痛经是我们很多女性每个月都要过的一道坎，我想问问刘老师，这个痛经到底是什么原因导致的呢？

专家：

　　痛经的时间，还有疼痛的位置不同，原因也是不一样的，其实我们可以从时空上来说。

嘉宾：

　　时空？

专家：

　　时呢就是指的时间，也就是月经前后疼痛的时间，有的人是来例假之前的那几天疼，有的是来的过程中疼，还有一部分人是来完之后疼。

从出现时间判断你是哪种痛经。

嘉宾：

　　来完了还会疼？

专家：

　　对，疼的时间是不一样的。

专家：

　　比如月经来之前和月经来的过程中疼，一般以实证为主，有寒凝，有气滞，有瘀阻。

经前和行经期痛经：由宫寒、气滞血瘀造成的痛经，治疗以散寒为主。

经后痛经：气虚、血虚造成，治疗应以益气养血为主。

专家：

　　那么月经之后的疼，大部分是虚证，比如血虚、气虚等情况，这是从时间上来说。从空间上来说，就是疼的位置了。

专家：

　　你们有没有经验，哪个地方会出现疼痛？

嘉宾：

　　一般我是在脐下的这个部位，就是小腹吧。

专家：

　　对，这是最常见的疼痛，我们一般说是小腹痛，这个地方按照解剖的位置来说，正好是我们子宫的位置。这种情况现在比较多见，就是寒凝导致的痛经比较多。你看这个"疼"字，它是由一个"病"字旁和一个冬天的"冬"字组成。

嘉宾：

　　跟寒冷有关。

专家：

　　确实跟寒冷有关，但其实我们这个疼痛是不一样的，一般我们说的疼痛，其实是"病"字旁下面加一个"甬"的"痛"字。所以我们中医上来讲，疼痛的话，一般是不通而痛；还有一种是不荣则痛，就是刚才说的时间上的那些实证导致的不通。

子宫受寒，气血运行不畅，引起痛经。

专家：

　　那么还有之后的虚证，就是不荣，血虚、气虚，这种情况大多是因寒凝而导致的痛经。

气血虚弱或肝肾亏损也会造成痛经。

专家：

　　当然也有个别的是由瘀阻、气滞导致的痛经。这种类型的痛经一般在来例假的时候会伴随着比较多的血块，有的时候还伴有腰酸等其他的一些症状，或者是经量颜色比较暗、手脚冰凉等症状。你像在临床上针对这种类型的宫寒患者，我会叮嘱患者在饮食上要注意，凉的东西是不能吃的。

瘀阻气滞，行经不畅，导致痛经。

专家：

　　这种凉的东西包括从冰箱刚拿出来的食物，还包括那些生冷的水果，在月经的前后和来月经的时候都是不能吃的，这是要消耗人的阳气的。

凉性食物包括：冷饮、生蔬果、海鲜和性寒的食物。

专家：

　　我在临床上，经常会建议我的患者自己熬药，然后用我给她开的中药的药渣子泡脚。药方中有艾叶、红花，比如说把汤药熬两次，第三次的时候，可以多放点水熬，然后加温水就着药渣泡脚，效果也很好！

把喝完的药渣泡脚，对宫寒型痛经有辅助治疗作用。

中医认为，中药泡脚胜吃补药。

嘉宾：

　　我还有的时候就是这小腹两边疼，那是为什么呢？

专家：

这个两边疼呢，我管它叫少腹痛，或者是叫侧腹痛。

专家：

两侧痛跟我们肝经郁滞关系很大，说白了就是气滞导致的疼痛比较多。

少腹痛：由肝经郁滞引起的痛经，跟情志的关系比较大。

嘉宾：

肝郁气滞型的？

专家：

对对对，肝郁气滞型的疼痛呢，来例假之前经常伴随着胸胀。

嘉宾：

这个症状我也有。

专家：

情绪不好，脾气大。前两天我的门诊上有一个患者，她就说她的疼痛呢，自己就能预测到，为什么呢？看她的心情，她心情不好的时候疼得就会厉害，因此女性朋友们有的时候就要多注意控制自己的情绪。我们临床上小腹痛好治，少腹痛特别不好治，因为有的时候是全肚子疼。全肚子疼的时候呢，还会有个疼的重点。比如我就有一个患者，从加拿大回来的，她就是刚开始前两天中间疼，到第三天开始。

嘉宾：

就两边疼。

专家：

对。现在吃药之后，中间疼就调好了，两边疼就很不好调。每次她来就诊，我跟她都要经历一次考验，主要是药物的考验。有一次她就疼得厉害，跟我说，她疼得厉害就是因为生气了。除了中药调理，我还会建议患者养成良好的生活习惯，比如说我们要适当地运动。

专家：

当然经期的时候我们不适合做剧烈运动，但是比如之前我们每周做2~3次让自己出汗的这种运动，慢跑也好，快走也好，这些运动可以让自己保持心情舒畅。而且因为跟痛经比较相关的脏腑，是肝脾肾。

> 月经前一周积极运动，对肝郁气滞型痛经有缓解作用。

专家：

所以，如果是宫寒的话，脾肾阳虚的证型会比较多。其实与寒对应的，就是我们说的阳虚。

> 温宫散寒，提升脾肾阳气，血脉通畅，痛经自愈。

嘉宾：

阳虚？

专家：

阳不足的话，我们开药的时候，一般会用一些温通的药物。但是因为现在临床上的症状比较复杂。

痛经多为实虚混合型，不能仅针对单一症状治疗。

专家：

我们肯定不是单纯地问痛经的相关症状。比如来之前我们要疏肝、养血、和血，刚才说有肝郁气滞的时候，我们要给她疏肝。但其实即使她没有肝郁气滞的症状，在她来例假之前，她的肝经，也是一个充盛的状态，我们也要适当地帮她疏通。所以，来月经之前用的药，跟月经来之后用的药是不一样的。

月经期间流失大量养分，经期结束宜养气补血。

专家：

来完月经之后，我们肯定要养血和血，所以说对于好多月经量少的患者来说，来看病的时候我会告诉她月经之后喝药，效果更好！反而好多实证的、瘀滞的情况，我是建议她们月经之前用药。

痛经有虚实寒热之分，非专业医师无法准确判断。治疗痛经也要根据月经周期分段辨证。

专家：

用什么药呢？比如我们会用一些艾叶、肉桂、吴萸，这些温性的药，但是也不能太温，因为现在临床上看到的好多病例反而是虚实夹杂！

专家：

人体是一个平衡的体系，好多人会出现这种情况，当她下边宫寒的时候，她上边反而是上火的，比如她的舌头反而还是红的，有红点的，嗓子有时候也是红的。所以现在这种上热下寒证还是很多的，所以如果你全给她用温热的药，患者很容易出现扁桃体发炎。

嘉宾：

上面更热了。

专家：

对，上边更热了，所以人体是一个平衡的体系，要整体调理。其实治疗宫寒的话，有时候也比较复杂，比如说我的手脚凉，不能判定我就是寒证。

专家：

我们说的瘀，就是阳气瘀阻着，到达不了你的四肢，这也有可能的。

嘉宾：

有可能造成手脚冰凉。

专家：

对，所以你疏通阳气，疏通气机手脚就热了。所以在临床上，这种单纯的寒证其实并不多见，反而是夹杂证。如果是来之前疼痛很厉害的话，我可以教大家几个穴位，我们的少腹，或者说侧腹，在经络循行上主要对应着我们肝经的一些位置，所以我们教给大家使用的这些穴位也选用肝经的。最常用，也最好找的一个，我们管它叫膻中穴，就在我们胸口这儿。

嘉宾：

两乳中间。

手脚凉不一定是寒证，也可能是阳气瘀阻。

膻中穴能调理
肝气郁结，使
气机顺畅，烦
恼减轻。

期门穴有缓解
经前乳房胀痛
的作用。

太冲穴有疏
肝行气止痛
的作用。

专家：

当你情志不舒的时候，按揉这个穴位会有酸胀痛的感觉，按揉这儿就可以疏解肝郁。另外一个还比较好找的呢，就是我们乳头直下跟肋弓的这个位置，期门穴。

嘉宾：

在肋弓这个位置。

专家：

肋弓，乳头直下肋弓的位置。当你心情不畅的时候，肝气郁结的时候。

嘉宾：

按揉一下。

专家：

会有酸疼。还有一个比较常用的穴位就是太冲穴，这个穴位大家应该也听说过，是肝经的原穴。

专家：

它在大脚趾和二脚趾中间的位置，找到这个穴位，也可以进行一些按揉。

重点回顾

1. 不同时期的痛经如何治疗?

（1）经前和行经期痛经:由宫寒、气滞血瘀造成,治疗以散寒为主。

（2）经后痛经:由气虚、血虚造成,治疗应以益气养血为主。

2. 痛经位置不同导致的痛经有哪些?

（1）小腹痛:寒凝导致的痛经。

（2）两侧痛:肝经郁滞导致的疼痛。

3. 治疗痛经如何根据月经周期分段辨证?

（1）女性经前容易有烦躁忧郁的现象,是肝郁气滞导致的,此时应该以疏肝理气为主,不宜进补。

（2）行经期间应禁食生冷,避免行经不顺,更不能进补,否则会增强出血量和延长月经时间,伤害身体。

（3）经期过后,身体虚弱的人经历了一次失血,容易引发血虚,此时是补气养血的好时机,可以用中医补血经典的四物汤调养。

4. 中药渣的功效治疗宫寒痛经的方法是什么?

精品的中药在煎煮两遍后,仍然有很强的药效,用来泡脚,可发挥余效。因为药方是中医专家根据病人体质辨证施治后制定的,将熬煮后的药渣用来泡脚更对症,效果也更好! 不过要注意,泡脚的水面一定要高出内踝,温度合适,时间控制在 40 分钟为宜。

月经不调、崩漏，如何调理

※

扫描二维码
听医生为您讲解详情

月经崩漏是一种常见的妇科病，关于它的比较形象的解释是，大量出血者为崩，出血量少但淋漓不绝者为漏，但不管是哪种情况都严重影响着女性的身心健康，那么月经不调、崩漏，都是什么原因造成的？我们又该如何的预防和治疗呢？有请北京中医药大学国医堂蒋燕主任医师为大家解答。

北京中医药大学国医堂主任医师：蒋燕

....

蒋燕，博士，北京中医药大学教授，主任医师，博士研究生导师。师从北京名医刘燕池教授获硕士学位；师从国医大师王绵之教授获博士学位。发表论文 80 余篇，著作 30 余部。讲授《中医基础理论》，擅治内科、妇科常见病、疑难病。

嘉宾：

蒋老师，我听说了一个词儿叫崩漏。这词儿我一听吧，就觉得毛骨悚然，它到底是一种什么样的疾病呢？

专家：

它是中医妇科非常常见的一种疾病，主要的临床表现就是月经淋漓不净，也就是说非周期性出血。

专家：

比如正常我们月经应该是 7 天左右，月经 7 天之后，如果仍然淋漓不净，持续 10 天、20 天，那肯定就属于这个漏的范畴了；如果突然间量特别大，就叫崩。而且它俩还互相影响，所以合在一起就叫崩漏。一般来说常见于妇女的青春期和更年期。

> 崩漏是指妇女非周期性子宫出血。

专家：

在门诊上特别常见，本来妇科病就特别常见，而妇科病里面最常见的就是月经不调。

> 崩漏常见于女性青春期和更年期。

专家：

我有一个患者，20 岁的年轻女孩，她的月经就是淋漓不净，多的时候就 20 多天，少的时候10 天。

> 月经崩漏的临床病例。

嘉宾：

那这一个月不就都在伺候"大姨妈"。

专家：

这还不是最严重的，最严重的就是一直不停，就一个整月，她都不知道哪天来月经，老在流经血。

嘉宾：

那是挺可怕的。

专家：

对。

嘉宾：

老师您快跟我们说说，这一般都是什么原因造成的呢？

专家：

肝肾不足会导致月经崩漏，比如先天肾经不足、肝血不足，就会导致月经不调；再一个就是气血不足，因为我们说气对血液的运行有固摄作用，如果气虚不能固摄血液就会导致崩漏。

嘉宾：

气不摄血。

专家：

气不摄血。

专家：

所以治疗的时候，一定要用很多补气的药，

造成月经崩漏的原因有哪些？

还有一个原因就是热，热迫血行，这个热来自哪儿呢？比如说，你吃的食物偏热或者肝火旺、肝郁化火，这个治疗就比较简单了，疏肝解郁，清热它就好了。还有最后一个原因，就是气滞血瘀，比如说宫颈纳囊，就像长了东西了，那对这类病证，中医会将其当什么病来治呢？活血化瘀嘛，就是将其当瘀血来治，治疗的时候要祛瘀血。这个方法特别神奇，你已经出血了我还要给你活血，挺难理解的吧。

嘉宾：

是，挺难理解。

专家：

实际上它的原因就是因为内有瘀血，然后把瘀血给你祛除以后，出血也就止了。

嘉宾：

老师，您刚才说了崩漏有这么多原因，那我们中医是怎么辨证论治的呢？

专家：

刚才我们只说了这个崩漏有那么严重的后果，还没有说患者最后会出现什么样的情况。首先，就是她会出现疲倦乏力，气血两虚的症状；再一个你想她要是滴滴答答地出血一个月的话，你说她是不是会贫血？

中医如何防治月经崩漏？

嘉宾：

对呀。

专家：

对，崩漏还会出现贫血的症状，贫血以后就会出现全身乏力，记忆力减退等等。所以在治疗方面，第一要注意休息，要多吃有营养的东西，要吃一些含铁多的食物。

嘉宾：

补血呀。

专家：

含铁量多的食物：猪肝、蛋黄、乌骨鸡、黑木耳等。

吃一些含铁多的食物，比方说猪肝、蛋黄，还有一些蔬菜、水果。比如樱桃，含铁特别多，是水果里含铁最多的，可以经常吃；第二个方面，就是调节月经周期，因为好多患者是因为雌激素偏少，雌激素偏少的话，中医应该怎么治疗呢？中医认为雌激素偏少是肾虚。我刚才不是说有先天的肾虚和后天的肾虚两种嘛，先天的肾虚就是遗传来的了。那后天的肾虚是怎么得的呢？用避孕药，尤其是紧急避孕药，或者是药物流产，特别容易导致不孕或者是崩漏。第三个方面，就是我们可以找医生辨证论治。这个辨证论治里面有气血不足、肾虚、血瘀、血热、肝肾不足等不同证型，这其实跟它的病机都是相一致的。最常用的方法就是补气摄血，用得最多的方子就是补中益气汤，补中益气汤可以健脾。在这个方子的基础上，我们可以加补血、补肾的药物，这样就可以辨证治疗。

嘉宾：

老师刚才说的这些都是药物治疗，我们有没有什么好的食疗方法呢？

专家：

也有，比如说三七。我们知道，三七在食疗方面也是可以用的，直接将三七粉冲水喝也可以，也可以直接煮三七粉粥，就像我们平时熬粥似的。

专家：

其实用大米也可以，然后把粥熬到快熟的时候，把三七粉放进去一起煮，就可以了。三七可以治疗各类出血症状。

嘉宾：

三七止血作用好。

专家：

它止血不留瘀嘛，对于脑出血这些疾病，三七都是非常常用的。第二就是阿胶。

专家：

阿胶是非常好的补血药。阿胶补血，你可以直接将我们药用的阿胶进行烊化。放在碗里一块，一般来说大概是 9~12 克这么大，然后放在碗里加上水，放笼上蒸，蒸半个小时，拿筷子搅匀了以后，

调理崩漏的食疗方法有三七粥和阿胶粥：滋阴补虚，养血止血。

三七粉粥：

材料：三七粉 3 克、大枣 5 枚、粳米 100 克、冰糖适量。

做法：三七打碎研末，粳米洗净，加入大枣，一同放入砂锅内煮粥，每日分 2 次服用。

功效：补血止血、化瘀清热，适用于崩漏下血，以及其他出血症状。

阿胶粥：

材料：阿胶30克、糯米100克、红糖适量。

做法：先将糯米煮粥，待粥将熟时，放入捣碎的阿胶，稍煮1~2沸，加入红糖即可。

功效：滋阴补虚，养血止血。适用于功能失调性子宫出血及血虚。

直接喝就行。

专家：

也可以煮在粥里面，粥煮好了以后把阿胶放进去滚几下，一般滚两下就行。因为阿胶粘锅底，不可让它在锅底。

嘉宾：

就是粥快开的时候，再放阿胶。

专家：

滚两下就行。

嘉宾：

开锅之后。

专家：

就是粥熬好了，放进去滚两下。不管怎么吃阿胶都是管用的，还有就是红枣。

嘉宾：

红枣也是补血的。

专家：

红枣还得大量吃，一般得吃十多个一天，红枣是非常好的补气补血药。对于这个崩漏来说，还有其他常用的中药。比如棕榈炭、地榆炭，还有伏龙肝。伏龙肝，就是指灶心土，止血功效非常好，不管是大便出血，还是崩漏，都非常管用，但是用量要稍微多一点，一般 30 克左右。

专家：

　　煎汤或者煎水，拿这个煎出来的水去煎药都是可以的。

嘉宾：

用它煎出来的水再去煎药。

专家：

　　对对对，但是我们不是说吗，崩漏和气虚有关系，所以像人参、黄芪这些补气的中药都是可以用的。黄芪可以大量用，我们平常用 12 克，这时候可以 40 克、50 克的量去用。

嘉宾：

可以这么大量地用？

专家：

　　可以大量去用。

专家：

　　通过穴位治疗崩漏或者保健的话，也用艾条灸命门穴和神阙穴，就是我们说的肚脐部位，有温中的功效。

专家：

　　命门就可以温肾阳，灸肚脐可以温脾阳，这样脾肾的阳气就足了；也可以灸足三里、三阴交，

艾灸三阴交、足三里、神阙、命门等穴位。

不管是拿手按，还是灸，都管用。保健方面，就是一定要注意不能用力太过，对于崩漏的患者，存在气虚不固的情况，只要一使劲或者背的包重了，都可能出血。

嘉宾：

那不能劳累了。

专家：

不能劳累，不能拎重物，不能运动过量。比如你今天逛街了，逛得太累了，它又会出血了，就是说，劳累的话特别容易出血。第二个方面就是吃阿胶，阿胶可以既补肾、又补血。

嘉宾：

可作为疾病预防的药膳来吃。

专家：

其实对大部分女性来说，吃红枣、阿胶都没有问题，只是阳气比较旺的、容易上火的人要慎吃。尤其秋天的话，天冷了以后就是可以吃的。

嘉宾：

平时就备着。

专家：

红枣每天吃都可以，对女孩子来说每天吃点红枣，补气养血效果非常好。

重点回顾

1. 什么是崩漏?

崩漏是指妇女非周期性子宫出血,以青春期和更年期女性常见,一般正常月经持续7天左右,如果月经淋漓不净,持续10天、20天,基本就属于漏的范畴;如果突然间出血量特别大,就叫崩。而且崩、漏互相影响,合在一起就叫崩漏。

2. 中医认为引起崩漏的原因有哪些?

中医认为,崩漏多由情志抑郁、操劳过度和饮食不慎等原因所致。例如爱吃辛辣寒凉的食物,经常思虑过度、太过劳累,或有小产、人工流产的病史,这些都易导致体内瘀血停聚,引发月经崩漏。

3. 长期月经崩漏的后果?

会出现疲倦乏力、气血两虚的症状,贫血。

4, 如何防治崩漏?

(1)中医辨证治疗:在补中益气汤的基础上,添加补血、补肾的药物。

(2)食疗方法:多吃含铁高的食物;三七粉粥,阿胶粥。

(3)针灸法:艾灸三阴交、足三里、神阙、命门等穴位。

(4)日常生活细节:注意休息,避免提重物、过度劳累,不要激烈运动。

经前易怒,是种病

※

扫描二维码
听医生为您讲解详情

　　头痛到失去方寸,腹泻到难以把持,暴怒到人人害怕,焦虑到手足无措,浮肿到走形难受。这些经前的痛苦不是女人难以了解,同是女人也不一定能感受得到,各种跟随大姨妈而来的风风雨雨总是让人难受,怎么办?来看看中医专家如何见招拆招,击退各种经前期综合征。接下来,就请北京中医药大学国医堂高琳副主任医师给大家介绍几个针对经前期综合征的小妙招吧!

北京中医药大学国医堂副主任医师:高琳

· · · ·

　　高琳,北京中医药大学教授,主任医师,硕士研究生导师。现任方剂教研室主任,方剂课程负责人,专门从事复方配伍理论、实验及临床研究。师从北京市名老专家李庆业先生,擅长妇科、儿科等疾病的治疗。

嘉宾：

　　高老师，最近我特别苦恼，我有一个特别好的闺蜜，和她男朋友闹分手，这您能给治治吗？

专家：

　　这，这个你找我没用，这个你得给她找男朋友。

嘉宾：

　　可是我觉得她这个呀，是病，得治。她平时人特别好，性格也好，外向、活泼、开朗。

专家：

　　这不挺好的吗？

嘉宾：

　　然后又爱做饭，对她男朋友也是关爱有加。

专家：

　　这怎么还闹分手呢？

嘉宾：

　　是，挺好的姑娘吧，就是每次一到月经期前，就脾气大，我们几个女性朋友都知道，一到这个时候我们就躲她远远的，都不敢过去。

专家：

　　这回我听明白了，你说得一点都没错，这真的是病，得治。甚至严重的，有些人她真的会因此出现精神障碍。

嘉宾：

这么严重啊？

专家：

对的，因为我原来有一个患者，确实在月经之前的时候，每一次都会出现这种躁狂的倾向，月经来了之后就好了，对于更严重的情况，我们称之为经前综合征。

嘉宾：

这真的是一种综合征。

专家：

大概 95% 的女性朋友或多或少地发生过经前综合征。

嘉宾：

我那闺蜜有时候突然间就发火了，没有原因的。这种情况，别说对于男朋友，就是对于女性朋友来说，都不好接受，好像突然间就胡搅蛮缠了。

专家：

在西医里面呢，我们就把它归在经前综合征里面；但是在现在的中医妇科里面，则把它叫作月经前后诸证。

嘉宾：

我也担心自己会有这样的症状，那您说都有

什么特别典型的症状吗？我给自己判断一下。

专家：

这个也很简单，刚才说到你闺蜜的那种情况，我们简单地来判断一下，她属于肝郁气滞。情绪的波动直接跟肝相关，会有什么表现呢？就是闷闷不乐，你要跟我说话我不爱理你，这时候还经常地长吁短叹，这是一种人的表现。我们说这种人还比较安静，起码不骚扰别人。

专家：

以上所说的肝郁，是患者自己的问题，可以自我消化不良情绪。但是我们怕的是哪一种呢？怕的是患者肝郁之后化火，一旦化火，它波及的就不是患者自己了，而是周围的人，因为患者需要把这个火发出去，自己内心才能舒坦。

专家：

所以这种情况下，患者就会找到身边亲近的人，没事儿找点麻烦，甚至说一句话点火就着。

嘉宾：

没错。其实，这种情况对于女生来讲真的是个困扰，对于男生来讲也是个困扰。

专家：

其实除了这个，还有其他的判断方式。因为肝主疏泄，它跟月经的周期有极其重要的关系。

月经是早是晚，易出现经前期综合征。

专家：

像我们在临床当中会问患者上个月的月经是什么时候来的呀，其实，我们是要借此判断病症。这个时候，患者会翻开手机，说我给你查查经期记录，查半天说，每个月都不一样。也就是说，患者的月经或早或晚，是不定期的。

嘉宾：

月经紊乱、不固定。

专家：

这个月提前了，下个月错后了，这种情况其实是一种非常非常典型的肝郁症状。除了月经周期以外还跟一个节律有关系。

嘉宾：

还有什么节律？

专家：

其实正常来说，我们每天的大便是有节律的，但是你会发现有一些人的大便确实是不定时的，而且有的人的大便开始的时候很干，到后面就不成形了。这种情况也是肝郁气滞的一种表现。对于女性来说，还有一个很重要的标志就是，月经之前乳房胀痛。当然了，不一定说每个人都要把这些症状全得了才算经前综合征。经前综合征大概有150多种症状，如果这个人把所有的症状都得了，那就太可怜了。

大便不正常的女性，易出现经前期综合征。

嘉宾：

150 多种，我的天。

专家：

我们不可能让所有的人，把这些症状都得了，其实最常见的大概有七种。

嘉宾：

哪七种呢？

专家：

第一个就是头痛，头痛和偏头痛；第二种比较常见的就是水肿。

经前综合征的典型表现

嘉宾：

一般哪儿肿呢？

专家：

一般地来讲，我们可能会发现患者的眼睑出现水肿的情况会比较多。

嘉宾：

就是眼皮对吧？

专家：

对，眼皮水肿。有时候手也可能会肿，有一些人会出现下肢水肿，比如腿肿起来了。

专家：

第三种常见的症状，是我们所说的月经前乳房胀痛。乳房胀痛呢，其实跟我们所说的，乳腺的正常增生有关系。但是如果乳腺增生出现异常的时候，比如增生过度的时候，也会出现疼痛的现象。

专家：

还有一种症状就是，我们还会冒一些小痘痘。当然了，我们平常也会有小痘痘冒出来，但是你会发现女性在月经之前的时候会更加严重一些。除此之外，还会见到什么呢，比如说，有的人在月经之前可能会有一些疲劳感，或者是有一些人突然一下食欲增加了，尤其是爱吃甜食。其实这些往往是稍微有点脾气虚弱的患者，容易出现的情况。

嘉宾：

这个得好好记下来，然后有助于判断一下，自己身边的朋友、同事是否到了这个时期了。如果出现了这种症状，就要小心了，赶快躲！

专家：

躲不是办法，我告诉你一个更好用的办法。

嘉宾：

还有方法？不单单是躲可以解决的啊。

专家：

对的，还有一个更好用的办法。

嘉宾：

什么方法？

专家：

可以带她去看中医。

专家：

门诊出诊的时候经常会有一位女性患者来看病，他们家的先生在旁边就会说一句，大夫，您帮她看看，能不能把她的脾气给治治。然后我就会告诉他，我说你放心，它真的可以治。其实她发脾气的病根就是，像我们刚才说的，是肝郁导致。

嘉宾：

对。

专家：

是肝郁化火的问题。

嘉宾：

所以说到这儿，就得让您给我们详细地讲一讲这个问题该怎么解决了。

专家：

其实这个情况很常见，所以我们在药物的处理上面也非常地简单。就是我们常用的一个中药，

从中医的角度如何看待经前综合征？

叫作加味逍遥丸。

嘉宾：

加味逍遥丸。

专家：

对。我们知道，原来的时候有逍遥丸这个药。

嘉宾：

对呀。

专家：

但是呢，我们这次多了两味药。一个是栀子，一个是丹皮。

嘉宾：

是不是加味的就比逍遥丸要好啊，比逍遥丸高端吧，因为这个药多呀。

加味逍遥丸：具有疏肝清热的作用，适合肝郁化火的情况。

专家：

这个也要分不同的人。比如说，我们刚才说到的患者火气很旺，我就要给她加上一些清热的药物。

没有火气适合使用逍遥丸。

专家：

丹皮也好，栀子也好，它们都是能够清肝热的。所以这时候除了要给患者用逍遥丸，达到舒肝的作用以外，还要用具有清热作用的药。这样的药方比较适合于火气很旺的一些人。

专家：

但是如果有一个患者，就是情志抑郁，天天唉声叹气，本来这个患者的气就不舒畅，也没有那么大的火气，而且这样的人，往往脾气相对来讲会比较弱一些。如果你再给她吃苦寒的药物，往往会伤及脾胃。所以，加味逍遥丸就不适合脾胃相对来讲比较弱、偏寒的人来用。

嘉宾：

逍遥丸可以说是肝郁气滞型女性患者必备用药。

专家：

这个方子不仅可以舒肝，它还能够治疗脾虚，也能治疗血弱。可是，它到底是不是只是女性用的药呢？我记得有一次非常有意思。

专家：

有一个女性患者来我这儿看病，她爱人来陪她一块来的。这位男士就说，说自己最近情绪很不好，工作压力很大，你看现在很焦虑，弄得他这些天都吃不下饭。我说你大概持续多长时间，他说有半年左右了吧。这种情况下，我就说那你去买一点逍遥丸吃吧，他就去药店了。结果第二次再来看病的时候，跟我反馈了一个意见，让我觉得哭笑不得，去药店里买药的时候，药店的售货员就问他为什么要吃这个药，这个是女性用药啊，

针对以肝郁气滞为主造成的经前期综合征，专家给出两种中成药。

给男病人妙用"妇科药"逍遥丸。

这个你不能吃，把他给赶出来了。

嘉宾：

很尴尬呀。

专家：

对，非常非常有意思。第二次他就来问我，说高大夫，您说这个药我到底是吃还是不吃啊？我说一定要坚定不移地吃，没有人说它只适合女性来用。你想想现在工作压力那么大，男性身上的担子很重，要买房，要买车，多大的压力呀！

嘉宾：

没错，其实男人的压力比女人还要大呢。

专家：

对呀，所以说他能不肝郁嘛！

重点回顾

1. 经前期综合征有哪些典型表现？

（1）头痛和偏头痛。

（2）水肿：眼睑或者下肢水肿。

（3）乳房胀痛：乳腺增生过度。

（4）长小痘痘。

（5）情绪低落：不愿意交流。

（6）疲倦：经前疲劳感增强。

（7）嗜食：经前食欲大增，尤其爱甜食。

2. 中医如何看待经前期综合征？

中医认为，经前期综合征大多是和女性

肝郁气滞有关的，典型的易怒症状反映了肝的问题。肝是人体重要的脏器，对于女性的气血影响巨大，因此怎么重视肝的问题都不过分。

中医如何诊治经前期综合征？

（1）加味逍遥丸

如果您经前期火气比较大，热邪比较明显，可以在逍遥丸的基础上增加栀子和丹皮两味药，达到疏肝清热的作用。

（2）逍遥丸

对于脾胃不太好，火气不太大的人，可以直接用逍遥丸。另外，压力太大的男士也可以适当服用逍遥丸。

重点回顾

中医对症下药，缓解痛经

扫描二维码
听医生为您讲解详情

　　很多女性朋友都受过月经的困扰，有人把月经称为"好朋友"，有人则将其称为"倒霉"，可见女性朋友对它是爱恨交加。它来了让你讨厌，不来又让你担心，更不幸的是，它往往不会独自驾临，很多时候会带着疼痛和烦躁一起来折磨你。接下来，有请北京中医药大学鲁艺副教授教您用中医调理的方法，告别痛经生活，不再受痛经的折磨。

北京中医药大学副教授：鲁艺

　　鲁艺，中德联合培养博士，教授，硕士研究生导师，教育部新世纪优秀人才，北京市科技新星，哈佛大学医学院访问学者，北京中医药大学附属门诊国医堂出诊专家，"薪火传承"刘渡舟名医研究室、国家名老中医王庆国工作室、北京中医药大学"名医工作坊"骨干成员，中央电视台"健康之路"、陕西电视台"百姓健康"特邀专家，中国科学院自然科普工作委员会委员，发表论文 67 篇，主持国家级、省部级课题 8 项，出版著作 5 部，翻译著作 1 部，擅长内科及妇科的经方治疗。

嘉宾：

　　说到关爱女性，有一个话题是永远离不开的，就是痛经。因为这个痛经呢，我们告别了露脐装，告别了低腰裤，告别了冷饮，这是我们生活中永远甩不掉的一个话题。

嘉宾：

　　其实说到痛经，我记得在初中的时候，经常有一个小女孩，尤其一上体育课的时候，她就过来跟老师请假，老师我肚子疼，老师特别地温馨地说，不用上了，回去好好休息。然后我们几个男孩儿也学她，跟老师说我们几个肚子也疼，完了老师说了一句，到操场跑三圈就好了。其实当时给我们羡慕坏了，特别羡慕女孩子痛经。

专家：

痛经很痛苦的。

嘉宾：

　　我爱人一痛经，我就说，去，喝点热水就好了，感冒发烧了多喝点热水，肚子疼了多喝点热水，有炎症了多喝点热水，热水是宝嘛。

专家：

　　不过从这个角度来讲，喝热水有一点作用，但是我们用的是它的热，而不是水。也就说你喝热水、喝粥，只要是热的东西，还是可以稍微地缓解一下疼痛的，促进血液循环，从这个角度来讲，

高温食物和水可缓解痛经。

您给爱人的建议，还是有一点道理的。

嘉宾：

也不是一无是处的。那鲁老师，您看您是专业人士，这个痛经是不是还有不同的类型？

专家：

我们在临床上主要把痛经分为四种类型。

专家：

痛经一：气血亏虚型。

一个是气血亏虚型，也就是气血不足，这种痛经往往是月经量比较少，她痛得不是非常严重。

专家：

痛经二：肝肾亏虚型。

再一个就是肝肾亏虚型，那么这种痛经呢，往往是以腰痛为主。

专家：

痛经三：气滞血瘀型。

那么还有一种就是气滞血瘀型，气滞血瘀型的痛经，往往是在她来例假前就会感觉到疼痛，肚子胀痛不舒，甚至包括两肋也胀痛不舒，脾气会变得非常暴躁。

嘉宾：

这我是深有体会，每次我爱人月经的时候，你千万别惹她，千万不能惹她。赶快逃，逃也不行。

专家：

你应该给予她更多的关心和爱护。

嘉宾：

没办法我只能让她多喝点热水。

专家：

热水又来了。

专家：

那么还有第四个，就是很多女性都有的，非常多见的一种类型，就是寒凝血瘀型。寒凝血瘀型的痛经它主要的症状特点是什么呢？她来例假的颜色往往偏暗，偏暗红色的；再一个呢，她经期容易往后错，总是爱推迟；第三个就是，在疼痛的时候，往往是伴有得温痛减的情况，就是如果贴点暖宫贴、用个暖宝宝、喝点热水、放个热水袋之类的，往往会舒服一些；还有一些伴随的症状，比如手脚冰凉，疼痛严重的时候，甚至连胳膊、腿都是凉的。

痛经四：寒凝血瘀型。

嘉宾：

我之前有听说过一句话，叫百病起于寒。

专家：

所谓百病起于寒，这是中医对于寒邪致病的一个说法。

痛经寒邪：外寒、内寒。

专家：

在这个痛经里面，寒邪有外寒和内寒之分。所谓外寒，就是指比如说你贪吃冷饮了；内寒，就是属于素体阳虚，也就是说这一类女性，平时就

不同证型的痛经，应对症下药吧。

特别地怕冷，手脚冰凉，不管是多热的天气，你摸她的手都是冰凉的。不管是外寒还是内寒，它最终都会引起一些气血流通的阻滞，就会引起一些血瘀的情况，更严重的会出现一些疼痛性的休克。当然还有一方面就是说，我们从外貌来看的话，寒邪比较重的女性，她的面色一般不是特别好，往往是青白色，或者是青黄色。所以我们综合这些体征来看的话，是大概可以判断女性的痛经是哪种类型的。

嘉宾：

刚才我们也说了这个手脚冰凉，如果每天坚持用热水泡脚，就会让身体暖起来，只要脚暖了身上就暖了，这是这样的吗鲁老师？

专家：

不是喝就是泡。

嘉宾：

回家以后告诉媳妇，不用喝点热水了，拿热水泡泡脚。

专家：

对，这个作用其实是挺巧妙的一个小方法，因为药嘛，毕竟不是什么时候都想喝，而且服用起来比较麻烦。所以如果有一些比较简单易行的外用法，我们倒是很愿意分享给大家的，泡脚就是其中一个。

嘉宾：

只拿热水就够了吗？

专家：

你平时可以用热水泡脚，但是呢，对于寒凝血瘀这种情况的痛经患者来说，我倒是建议在泡脚的时候，加两个东西，那就是红花和艾叶。

寒凝血瘀型痛经用红花加艾叶泡脚。

嘉宾：

这个听起来很熟悉。

专家：

对，这个艾叶和红花，它们俩是治疗痛经的一个非常好的配伍。这个艾叶有辛温、芳香、苦温这么一个特点。

专家：

所以说艾叶可以祛寒湿、止冷痛，还可以理气活血。

艾叶具有祛寒湿、理气止痛功效。

嘉宾：

红花好像咱们比较常见。

专家：

对，红花都听说过，比如红花油都听过，是吧。

嘉宾：

红花油，跌打损伤的时候抹一抹。

红花具有活血化瘀的功效。

内服红花、艾叶应遵循医嘱，不可自行饮用。

专家：

我们用它为什么可以治疗跌打损伤呢？也是因为它有疏经活络的作用，可以活血。所以说，红花和艾叶配合起来对治疗痛经还是有非常好的疗效的。

嘉宾：

可是我之前在网上也见过类似的方子，他们都是用来泡水喝，您这个用来泡脚啊。

专家：

对，这个红花泡水喝呢，也不是说不可以，但是正如我刚才所说的，我们痛经有很多种类型，要对症服用，不可随意泡茶喝。

专家：

这两个药的配伍，第一它只适合于寒凝血瘀这种类型的痛经，可能会有效果；第二个呢，对于其他的类型，我们不是说不可以用这两个药，而是说你应该配伍一些其他更对症的药物，来共同治疗，所以在你不能够非常准确地判断自己是哪种类型的痛经的时候，我建议你用一些相对比较简单易行的外用方法，这样可能更加保险一些。

嘉宾：

但是我爱人有的时候痛经，躺在床上都起不来，那有什么别的办法吗？

专家：

这个时候，我建议她用另一个方法，也就是用艾条来灸一个穴位，这个穴位就是关元穴。

专家：

这个穴位非常好找，你只要把手掌放在自己脐下三寸的位置，脐下正中线三寸，拿艾条可以灸 15 分钟到半个小时。

关元穴位置：脐下三寸。

嘉宾：

就是用卷的那个艾条。

专家：

这个是可以买到的。

嘉宾：

可以买到，直接就可以买到。

专家：

不用动是舒服，但是呢我在这儿还想提醒大家一下，这个运动呢，对于治疗痛经还是蛮重要的。在平时不来月经的时候，我们就应该多运动一下，这样可以使气血循环更加通畅。在月经期间，如果不是疼到爬不起来的这种情况，我也建议大家可以做一些适当的运动，这样也可以使得血液循环，更加好一些，有利于经血排出。

适度运动促进血液循环缓解痛经。

嘉宾：

　　所以我那初中老师的做法，就是错误的，其实还是要那个女同学运动一下。

重点回顾

　　1. 临床上的四种痛经类型是什么？

（1）气血亏虚型。

（2）肝肾亏虚型。

（3）气滞血瘀型。

（4）寒凝血瘀型。

　　2. 如何缓解寒凝血瘀型痛经？

（1）艾叶、红花配伍泡脚 30 分钟。

　　中医认为艾叶具有温经脉、逐寒湿、止冷痛的功效，也是临床妇科的常用药；而红花，它具有活血的功效，这两味药加在一起可以温经散寒，活血止痛，是治疗痛经的黄金搭档。

（2）用艾条来灸关元穴 15~30 分钟。

（3）适度运动，这样可以使气血循环更加通畅。

女人越爱美，越易得乳腺增生

　　乳腺增生是女性最常见的疾病之一，有人对乳腺增生不以为然，有人则担心癌变，到底该如何对待乳腺增生？怎样才能减轻增生呢？而且你一定想不到，你为了美丽而吃掉的某些东西，或使用的某些东西，都可能是导致乳腺增生的原因，那么到底该如何预防乳腺增生呢？接下来就请北京中医药大学国医堂中医门诊部副主任医师高琳一一给您解答。

扫描二维码
听医生为您讲解详情

北京中医药大学国医堂中医门诊部副主任医师：高琳

‥‥

　　高琳，北京中医药大学教授，主任医师，硕士研究生导师。现任方剂教研室主任，方剂课程负责人，专门从事复方配伍理论、实验及临床研究。师从北京市名老专家李庆业先生，擅长妇科、儿科等疾病的治疗。

注意！文胸穿不对，小心乳腺增生找上门。

嘉宾：

高老师，我感觉女人越爱美，越容易得乳腺增生。最近，我就被我闺蜜的事情，搞得有点大头。因为我闺蜜是那种特别爱美的人，然后平常就特别注意自己的形象，老想拥有魔鬼身材。她前一段时间听说有一种可以塑形的内衣，然后买来以后就一直穿。穿一段时间以后，她发现自己确实是凹凸有致特别玲珑。但是与此同时，她发现自个儿的乳房有硬块出现了，然后她就特别紧张，去医院一查真的发现乳房有点增生了，而且是双侧的乳房。

专家：

现在穿塑形内衣的人越来越多了，因为大家都追求美嘛。但是我们都知道平常普通的内衣勒在身上，都会觉得非常紧，更何况塑型内衣。

专家：

其实对于乳腺来讲，我们更需要给它一个畅通的环境。如果你把它勒得太紧，不利于局部血液循环，中医来讲，就是会导致气血流通不畅。一旦气血流通不畅，就容易引起一些乳腺增生的问题。虽然说这个乳腺增生的根本原因，并不是因为塑形内衣引起的，但是塑形内衣穿得不当，的确会加重乳腺增生的问题。

嘉宾：

我发现有的女性还会经常使用美颜保健食品。

专家：

　　爱美的女性呢，她首先是关注自己的身材问题，另外一个就是关注自己的皮肤状态。其实要想皮肤好，从本质上来讲，如果我们体内的雌激素丰富，我们的皮肤就会更加细腻，水分比较充沛，然后皮肤的饱水量看起来就比较好。爱美的女性，可能会说自己吃了很多很多的能够促进雌激素分泌的保健品。像这些东西，我们说，是可以吃的，但是一定要控制好量，要少一点。

养颜的食品中含有的一种东西，极有可能导致乳腺增生，它们究竟是什么呢？

专家：

　　像阿胶膏、蜂王浆，还有我们平常说的鹿胎膏、大豆异黄酮等能够增加我们身体当中雌激素水平的一些药物，往往也会存在一定的风险。我们的身体里面，并不是雌激素越多越好，一定要注意把这些药物的剂量控制在一个合理的范围内。像乳腺，就存在乳腺增生的问题，增生有生理性增生，还有病理性增生。在生理状态下，可能在月经之前，女性可以穿罩杯大一号的内衣。

过量补充外源激素，可能引起多种妇科疾病。

专家：

　　月经前后的乳房胀痛是生理性增生造成的。其实在过了排卵期之后，乳腺为了给下一步孕育小宝宝做准备，必然会有一定的增生，但是到了月经的时候，雌激素水平是会下降的，也就是在这个阶段，乳腺增生出的一部分会退行回去。如果女性的雌激素水平维持得过高，乳腺的这种修复功能，相对来讲就会减弱，日久天长它就会形成

月经前后乳房胀痛，属正常现象。

一种病理性增生。所以平常非常爱美的女性，如果喜欢吃保健品，比如补充一些维生素 E，或者吃一些鹿胎膏、阿胶等，如果吃得不当，真的会引起一些健康问题，使体内雌激素维持在较高的状态，对身体产生危害。

嘉宾：

在这个谈癌色变的时代，说到病理性增生，大家就会关心乳腺增生跟乳腺癌到底有没有直接联系呢？

专家：

其实乳腺增生的癌变率并不高。但是呢，并不是说乳腺增生与乳腺癌完全没有一点关系。关于这个问题，首先我们来说说乳腺增生的事儿。几乎 70%~80% 的城市女性都会有乳腺增生的问题。

专家：

精神紧张，压力过大，极易引发乳腺增生。

这个跟压力太大或者生活节奏过快，以及睡眠缺乏都有关系。在一些生活节奏比较宽松一点的农村地区，乳腺增生的发病率就会低很多。所以，也就是说乳腺增生跟我们的情绪是有关系的。那我们要怎么来鉴别一下呢？

嘉宾：

对啊，我怎么知道自己到底是不是乳腺增生呢？

专家：

有人说，我的乳房有个肿块，非常害怕是不是得乳腺癌了？尤其是当出现乳腺增生的时候，你会感觉乳房有疼痛感，一疼起来之后就更紧张了。

嘉宾：

对啊，会更加担心自己是不是真的得乳腺癌了。

专家：

乳腺癌和乳腺增生其实是有区别的，我们可以简单地去判断一下。大多数的乳腺增生是跟月经周期有关的，会随着月经周期而变化。而乳腺癌呢，一般来讲比较麻烦的地方在哪儿呢？就是早期的时候，乳腺癌不疼，身体不容易感觉到异常。

嘉宾：

真得了乳腺癌反而不疼了！

专家：

对，但是乳腺癌真疼起来的时候，更多的会表现出持续性的疼痛。因为我曾经有一个病人，她的确是乳腺癌患者，而且是病情发展非常快的乳腺癌患者。等她对身体状况有所警觉的时候，其中一个最明显的症状就是乳房会有持续性不可缓解的疼痛。

专家：

　　再有一个简单的判断方法，是什么呢？一般的乳腺增生也会有结块，这个结块可能不是特别规则。比如说条索形的呀，有的时候可能是类圆形的呀，但是不管哪一种，大多数情况下它都不是非常坚硬的肿块，而且移动性很好。

乳腺增生的结块通常形状不规则，用手可以推动。

嘉宾：

　　可以在里面摸到肿块滑动，是吗？

专家：

　　对，就是你触摸的时候，肿块会移动，而不是跟其他的组织发生明显粘连。但是关于乳腺癌呢，我们过去在中医里将乳腺癌称为乳岩，岩石的"岩"。

专家：

　　也就是说，乳腺癌肿块的硬度是很高的，而且很多的时候摸起来感觉肿块表面不是非常光滑。还有很重要的一个特征，就是肿块摸起来，往往固定不移。

肿块不痛，并且推不动的话，患乳腺癌的可能性较高。

嘉宾：

　　原来区别在这呢。

专家：

　　乳房是属肝的，如果乳房表现出疼痛，就印证了中医上的一个提法叫作不通则痛。

我们平时应该注意什么才可以高效对抗乳腺增生呢？

专家：

　　所以当肝气郁结的时候，人体的气机就会不通。比如说，女性什么时候会乳腺疼痛啊？就是有的时候，会有些女性朋友会明显地告诉你说，今天她跟谁吵了一架，生了一场大气，然后立刻就会觉得乳房的部位有个肿块。这个听起来像笑话一样吧。

肝郁气不行血，气不行津，从而形成肿块。

嘉宾：

　　对啊，哪能说一生气就有乳腺增生了呀。

专家：

　　对，但是恰恰有一些人，真的会达到这种程度的。非常有意思，它的发病原理就在于，我们生气的时候，往往会导致肝气瘀滞。

肝气郁结，殃及乳房。

专家：

　　中医上说气能够行血，当气不通的时候，它对于血液的推动自然就会减弱。

嘉宾：

　　血也就不通了。

专家：

　　对，血不通，就会形成血瘀。而且呢，气不光可以行血，它还可以行津液，那津液不通的时候，就会形成痰凝。痰凝是什么样的？就是我们平常说的一些小的肿块、脂肪瘤、纤维瘤，在中医里面这些都属于痰凝的范畴。

嘉宾：

高老师，如果我们已经发生了乳腺增生，该如何去缓解它呢？

专家：

我们刚才说到，乳腺增生的致病原因是肝气不舒，那相应的，我们就需要通过一些舒肝行气的办法去治疗。

嘉宾：

去舒它。

专家：

对，就可以解决这个问题，泡一些具有舒肝解郁的茶饮就可以。

嘉宾：

代茶饮就够了？

专家：

对对对，平常就可以自己泡了喝。

专家：

比如说在月经之前的5~10天，我们可以用一点玫瑰花、橘叶、橘络来泡茶喝。这样的药物都是非常专业的，就是相对来讲，比较能够治疗乳

月经前的10天是防治乳腺增生的好时机。

腺疾病的一些药物。尤其橘叶这味药，是具有甜味的。

嘉宾：

就是橘子的那个"橘"吗？

专家：

对的，所以咱们平时吃橘子的时候，可以不必扔掉橘络。但是如果乳腺增生再严重一些的话，患者可能就需要药物干预了。平时我们最常用的一个药物，就是逍遥丸。

嘉宾：

逍遥丸？这个是女性挺常吃的药。

专家：

非常常吃。这个药物呢，其实很有意思，因为这个药物本身它既能够舒肝又能够养血，还能够健脾。养血呢，进一步又对于月经来潮是有帮助的。所谓健脾功效，因为脾胃为气血生化之源，有了脾胃的运化，我们身体的很多问题其实都可以迎刃而解。所以对于有乳腺增生的女性来讲，我们在月经之前的这个阶段，可以用逍遥丸调理肝气不舒，减轻乳腺增生的症状，缓解疼痛。

嘉宾：

比如说有些女性是在月经之前，一个星期容易出现乳房胀痛。那要什么时候开始吃呢？

逍遥丸：疏肝健脾，养血调经，用于肝郁脾虚所致的郁闷不舒、胸胁胀痛，头晕目眩、食欲减退、月经不调。

专家：

那你就大概提前 10 天来吃药，也就是在你的乳腺增生还没有真正发作之前，提前 3~5 天服药，就可以了。

重点回顾

1. 乳腺增生有哪些因素？

（1）爱美的方式不对，比如常穿塑形内衣，导致局部血液循环不好；经常口服含有雌激素的保健品。

（2）肝气郁结，比如容易情绪激动，敏感爱发脾气等。

2. 乳腺增生与乳腺癌的区别是什么？

（1）大多数乳腺增生是跟月经周期有关的，会随着月经周期而变化。

（2）乳腺增生会有疼痛感，而乳腺癌在早期的时候，没有疼痛，身体不容易感觉到异常，一旦疼起来，会表现出持续性、不可缓解的疼痛。

（3）乳腺增生的结块通常形状不规则，用手可以推动。一般乳腺增生的结块有条索形的、类圆形的，而且大多数情况下，不是非常坚硬的肿块，而且移动性很好，不会跟其他的组织发生明显粘连。如果肿块不痛，并且推不动的话，患乳腺癌的可能性较高。

治疗乳腺癌，补肾疏肝是正解

※

乳腺癌是女性最容易罹患的癌症之一。近年来，乳腺癌的发病率越来越高，而且发病年龄越来越年轻，不得不引起大家足够的重视。为什么乳腺肿瘤有增多的趋势呢？我们身体究竟是哪里出了问题？不同阶段的乳腺癌分别应该怎样治疗呢？下面来听听北京中医药大学国医堂特聘教授、主任医师徐书为您解答。

扫描二维码
听医生为您讲解详情

北京中医药大学国医堂特聘教授、主任医师：徐书

· · · ·

徐书，主任医师，北京中医药大学临床特聘专家，出版专著《杏林碎金录》《徐书屡用屡效方》《徐书专病特效方》，师承国医大师朱良春、李士懋教授，在临证中提出以脉诊为中心、以经方作为龙头、以时方作为龙尾，专病专药画龙点睛的学术观点。

嘉宾：

我想问问徐老师，现在乳腺癌的发病率为什么有越来越多的趋势呢？

专家：

这个疾病，很多都是吃造成。

嘉宾：

吃出来的疾病。

专家：

对，特别是有的食物里边可能含有大量的激素。大量激素进入人体以后，会对乳腺有特别强的亲和力，容易造成乳腺管堵塞，轻的是造成乳腺增生、乳腺纤维瘤，重的就会诱发乳腺癌；我在临床当中遇到过一个最小的孩子，7 岁乳腺就开始发育，非常严重，那个孩子特别爱吃炸鸡、汉堡这些食品。

嘉宾：

爱吃快餐。

专家：

对，每周吃两次，长得比较胖，7 岁的时候，有一次她母亲给她洗澡的时候，突然发现孩子的两个乳房都很大。

嘉宾：

7 岁就发育了。

专家：

对。

嘉宾：

太早了。

专家：

然后到医院里边，做了很多检查，最后根源找到了，就是吃鸡肉太多引起来的，家里边也是比较着急，也不敢给她用西药。后来就找中医调理，我以小青龙汤来给她治，治疗了三个多月吧，肿块慢慢缩小了，最后好了。

嘉宾：

那我们女性到底应该怎么吃，才能预防乳腺疾病呢？

专家：

主要是均衡饮食，这个非常非常关键，我们还是提倡多吃点蔬菜、水果这一类食物比较好。作为女性，要多吃白肉，少吃红肉。

嘉宾：

以我对中医知识的了解来说，因为乳房属肝，所以大多数乳房疾病，是跟肝郁气滞有关系的，肝郁则不通，不通则痛。所以应该吃一些舒肝解郁的药，比如说逍遥丸。徐老师，不知道我说得对不对？中医到底是怎么看待这个乳腺肿瘤的呢？

养成良好的饮食习惯，多吃蔬果、杂粮、薯类，减少动物性食品，远离煎炸和甜食，才能降低患乳腺癌的风险。

专家：

您说的呢，有一定的道理，您主要是从中医经络上来说的，乳头属肝、乳房属胃。我们在临床实践当中，对于初期的乳腺癌患者来说，用舒肝解郁的方法是有一定效果的。但是大多数的乳腺癌患者，都是到中晚期才发现患病的。

嘉宾：

对，发现比较晚。

专家：

这种情况下，再用疏肝理气散结的方法，就不太合适了。

嘉宾：

徐老师，您认为乳腺癌和我们身体的哪一个脏腑的关系更为密切呢？

专家：

在古代，他们就说跟肝、胃关系比较密切。但是其实在临床实践当中，我发现很多乳腺癌患者，不光有乳腺方面的病变，她同时还伴有腰酸、乏力、怕冷的症状。

嘉宾：

那是跟肾也有关系？

专家：

对。跟肾的关系比较密切，因为我们按照五

行来说呢，水能生木，木能生火，当水寒的时候，木就不能生发。

专家：

我们中医有一句话叫：水寒、木郁、土壅。土就是脾，壅滞了，然后痰湿内生与瘀血互结而形成肿块。

嘉宾：

痰和瘀互结。

专家：

对，它的根源在肾阳虚，所以治疗乳腺癌晚期的乳腺癌，还要以温补肾阳，作为一个大法。

嘉宾：

要温补肾阳，从根本上治疗。

专家：

没错，肾水足了以后，它就能蒸腾汽化，肝就能舒展开。乳腺癌患者，无论是术前、术中，还是术后，皆有肝气郁结的症状，我们用刚才您所说的逍遥散、逍遥丸是不行的，所以针对不同阶段的乳腺癌，治疗方法也是不太一样的。在乳腺癌的早期，如果我们发现肿块，中医主要从肝来论治。

专家：

因为人体正气比较盛，邪气也比较盛，这个

乳腺癌虽然病灶在乳腺，但却是肾阳的亏虚，使水湿停留，以致肝气不能舒张，痰浊内生与瘀血互结而成肿块。

人体正气较盛时，可用清肝解郁汤治疗，补足正气，驱除邪气。

乳腺癌的中期，在邪实正虚的时候，应扶正祛邪、温补肾阳，以麻黄附子细辛汤或阳和汤治疗。

阳和汤功效：温阳补血、散寒通滞。

时候我们要集中优势兵力来歼灭早期症状，从肝来论治，以清肝解郁汤为主。

嘉宾：

以清肝解郁为主。

专家：

乳腺癌中期，主要是人体邪盛正虚的时候。这个时候，乳腺癌的病根在肾，我们要从肾论治。我在临床上主要选两个方子，一个是麻黄附子细辛汤，另一个呢，就是阳和汤，用来散结。

嘉宾：

阳和汤主要是哪几种药物组成呢？

专家：

阳和汤呢，主要有以下几味药：熟地、肉桂、白芥子、姜碳、生甘草、麻黄、鹿角胶。

专家：

阳和汤，顾名思义阳和嘛，太阳一开一照这个肿块就散掉。

嘉宾：

散结。

专家：

我们《黄帝内经》上，早就有"阳化气，阴成形"

的说法。阳气一开，气就化掉了。如果是阴寒呢，它就容易成形，就结冰了成为有形的东西，所以人体内有形的东西就是这样形成的。再到晚期呢，因为乳腺癌患者通过手术以后，容易气血双亏，这个时候你不能再一味地攻邪，那会造成虚者更虚。

嘉宾：

那应该如何用药呢？

专家：

这个时候，我们可以八珍汤大补气血来扶正祛邪。

专家：

我在临床当中会经常用到两个小妙招，第一个妙招就是木香饼。

嘉宾：

木香饼？

专家：

对，是有哪几味药组成的呢？就是木香、生地，还有一个叫制商陆，其中制商陆是有毒的。

嘉宾：

有毒的？

专家：

对。但是制商陆呢，在古代被称为"见肿消"。

乳腺癌晚期：邪正盛衰，正气严重受损，以八珍汤加减治疗，有益气补血的功效。

木香饼的药物组成：木香、生地、制商陆。主治：妇人气滞、结肿、风寒所伤作痛。用法：外敷。

就是如果身体有肿块，用它就能把肿块散掉，所以可将这三味药打成粉，跟醋调成饼状，调成饼状以后，外敷在肿块的部位。这个方法对早期的乳腺癌有一定的疗效。

嘉宾：

徐老师，我听说您有一个独家的秘密武器。

专家：

对，我还给大家带来了我的独家秘密武器。这也是古代医家治疗乳腺癌的药引子。

嘉宾：

药引子？

专家：

现在我就给大家介绍一下。是个小铜钱。

专家：

古铜钱表皮的铜锈有散结消肿之功。

铜钱呢，它上面的铜锈有什么功效呢？它能退翳，就是有明目退翳的功效。

嘉宾：

明目退翳。

专家：

另外，它还能收敛、生肌，对疮疡有非常好的疗效，这是最常见的；还有一个功效就是，它能消肿散结。一般我们在辨证方的基础上，加上这一味药在里边煎服，对乳腺肿瘤有一定的治疗作用。

嘉宾：

就是在按药方煎服的时候，同时加入一枚铜钱。

专家：

对对，而且一枚铜钱只能煮一次，不能反复使用。

嘉宾：

只能煮一次。反复使用就没有效果了，是吗？

专家：

对。

重点回顾

1. 乳腺癌的发生跟吃的关系？

（1）如果鱼、肉、蛋、奶吃太多，则摄入的饱和脂肪较多，就会导致雌激素分泌增加；而油脂类食物吃得太多，还会导致人体发胖，体内脂肪增加，而脂肪组织增加，本身就会导致雌激素水平上升的后果。

（2）有些食物里边可能含有大量的激素，当大量激素进入人体以后，会对乳腺有特别强的亲和力，容易造成乳腺管堵塞，造成乳腺增生、乳腺纤维瘤，甚至诱发乳腺癌。

重点回顾

（3）从小养成良好的饮食习惯，多吃蔬果、杂粮、薯类，减少动物性食品，远离煎炸和甜食，才能降低罹患乳腺癌的风险。

2. 中医针对不同阶段的乳腺癌，如何治疗？

1）乳腺癌初期：人体正气较盛时，从肝来论治，以舒肝解郁为主，可用清肝解郁汤治疗，补足正气，驱除邪气。

（2）乳腺癌中期：人体邪盛正虚的时候，从肾论治，以扶正祛邪、温补肾阳为主，可以用麻黄附子细辛汤和阳和汤来治疗，温阳补血、散寒通滞。

（3）乳腺癌晚期：通过乳腺癌手术以后，气血双亏，邪正盛衰，正气严重受损，以大补气血、扶正祛邪为主，可以用八珍汤加减治疗，益气补血。

3. 如何预防乳腺癌？

（1）生活方式

从改善阳虚体质着手。第一，夏季少吃雪糕、冷饮，避免体内阴气盛行，损伤阳气；第二，不要熬夜，按时入睡，避免损伤肾阳。

（2）中医小妙招

木香饼：外敷乳腺结节处，消肿散瘀。

古铜钱表皮铜锈：与中药一同煎服，有散结消肿的功效。

年轻女性脱发，怎么办 ※

扫描二维码
听医生为您讲解详情

　　头发可以说是女人的第二张脸，可偏偏很多女人生完孩子后，或者一过 30 岁，头发就开始不断地脱落，眼看着头皮越来越清楚，心里急得不行。别着急，一切健康问题找到原因就有解决的方法。从中医角度来看，女性脱发大多与两个脏腑有关，治疗时从这两个脏腑入手，就可以非常有效地解决问题。下面，就请北京中医药大学国医堂副主任医师田昕为我们详细讲述一下女性脱发的相关知识吧。

北京中医药大学国医堂副主任医师：田昕

· · · ·

　　田昕，医学博士，副教授，副主任医师，硕士研究生导师。北京中医药大学优秀主讲教师，主持国家自然科学基金等多项课题，发表学术论文 40 余篇，主编多部科普书籍。师从于全国名老中医杨积武教授，临床行医近 20 年，擅长治疗冠心病、月经病、不孕不育等。尤擅长睑板腺囊肿、玻璃体混浊等眼病。

嘉宾：

记得伊能静曾发过一条微博引起了广大网友的关注，当时伊能静刚生了一个宝宝，特别可爱，但是呢，有一个什么问题呢？她老爱脱发，然后就去看大夫了，结果大夫跟她说，我们确实得保证病人的隐私，但是你这个藏不住啊。

专家：

是，全露在外边，一眼就看到了。

嘉宾：

田老师，您看产后脱发这么普遍，它是不是就是一个正常现象啊？就是每个人都会发生嘛。

专家：

其实呢，无论是产后脱发也好，还是平时或者是以后的衰老脱发也好，它都是身体健康状态的一种表现。其实，头发是我们人体五脏六腑的精华部分，是反应血液状态的部分，还是显现肾之精充盈与否的部分。

专家：

所以呢，无论你是产后，还是平时或者是年龄大了，只要身体出现了一定的问题，在我们中医上讲，那就是体质上出现了血虚、血瘀或肾亏的这种情况，所以才会出现脱发的现象。脱发是每一位妇女在生孩子之后，多多少少都会经历的一个阶段。

脱发是身体状况的真实反映。

出现脱发的主要原因：血虚、血瘀、肾亏。

专家：

有的时候呢，它可能持续的时间长一点，可能持续个一年两年，有的可能仅是每一天脱一点，持续的时间很短，这个阶段很快就会过去。如果你觉得是病，你的头发可能脱得就多一些，时间也许会长一些；如果你觉得不是病，可能不知不觉之间，身体的自愈能力就会增强，头发就又长出来了。

嘉宾：

那要照您这么，就是如果女性发生产后脱发的话，就先不管它，好好补补身体，它自己就长回来了呗？

专家：

但是也不一定啊，你之所以脱发，而且当你觉得它是个问题的时候，其实就代表你脱发应该不是一个能自愈的过程了。我给你讲一个例子，就是很多产后的妇女到我的诊室，进来坐下就感觉自己在掉发。问诊的时候，她们都是抱怨自己头发掉得太多了，都快受不了了。别的就没什么症状可讲，只是强调自己脱发。

专家：

其实你想一想，患者是不可能只有脱发这么一个症状的。

嘉宾：

对。

产后脱发是常见现象。

女性大量脱发很难自愈。

真实病例：产后脱发严重到坐下就感觉在掉发。

专家：

脱发的情况出现之前，患者身体上肯定已经出现了其他问题，只是她更关注头发的美观问题而已。

嘉宾：

女性往往就是最关注自己的外表，然后可能忽略了这个疾病的本质。

专家：

下面我们可以看一下，脱发的原因到底有哪些。总体上来说可以分为两大类：一类是跟血有关。

嘉宾：

具体是怎样的关系呢？

专家：

产后女性易出现血虚、血瘀。

比如刚才我们所说的产后，产后的状态是一个血虚和血瘀的状态，就是说产后是多虚多瘀的。因为在女性怀孕的时候，体内就需要很多的血液来滋养胎儿，然后呢，经过生产之后，体内的整个气血会出现一些瘀滞。在我们中医上有个理论，叫作发为血之余。

专家：

中医认为：发为血之余。女性脱发警惕血虚、血瘀。

也就是说女性血液的精华部分，显现在头发上。如果血液状态好的话，头发又黑又亮又粗，而且不容易断，是吧，这样的头发很漂亮。

嘉宾：

那如果血液状态不好的话，头发会有什么表现呢？

专家：

如果血液状态不好的话，头发会非常枯黄，甚至如果血热的话会出现少白头的现象，这情况就很严重了。所以说，导致脱发的第一个原因，多与女性本身的体质有关系。而且呢，即便不是产后，平时如果处于血虚或血瘀的状态，那么她也会出现脱发的现象。所以说，这种情况下，脱发就跟女性生产的关系不太大了。还有一个原因，就是肾亏。其实产后的妇女肾亏也是比较严重的。

嘉宾：

这个肾亏是怎么导致脱发的呢？

专家：

因为在整个孕期，女性要耗损肾精，并将其转化成经血来养胎。也就是说女性要通过自己的身体为孩子提供身体发育所需的所有营养。

孕产过程中，肾的损耗最大。

嘉宾：

孩子最初所有的能量都来自母体。

专家：

对对对，都来自母体，所以对母亲来说，肾脏的损耗实际是很大的。

中医认为：肾其华在发。

专家：

产后如果补充得不及时的话，就会出现腰酸腿疼，这种情况也会产生脱发现象。我们中医上还讲到："肾，其华在发。"就是说，肾的精华在头发，是肾精的一种体现。所以说，从这个角度来说，无论我们身体出现了什么情况，只要属于这两类，头发是必掉无疑的。

嘉宾：

这产后脱发的病根我们就找着了，那您赶紧给我们广大经受脱发之苦的网友妈妈们支支招吧。

中医治疗脱发的食疗方。

专家：

好！因为在产后的这个阶段呢，很多母亲还处于哺乳期，她们对于用药是特别慎重的，她们都有自己的原则。我接触过很多产后妈妈都是这样，首先绝对不吃西药，中药也是慎重考虑。所以说，对于产后妈妈来说，最好的办法是什么呢？食疗。接下来，我就给大家介绍一款简单的炖汤，这几个食材大家应该都认识。

嘉宾：

山药，我认识。

专家：

它是一个药食同源的食物。

嘉宾：

这个黑黢黢（qū）的是什么呢？是炭吗？活

性炭?

专家：

    这个呀，是何首乌。

嘉宾：

    何首乌有什么功效呢?

专家：

    对，首乌首乌嘛，首就是头，乌就是黑的意思。其实呢，不光可以使头发黑，而且对女性的脱发也有比较好的作用，所以我们选了何首乌。这里还有另外一味药。

嘉宾：

    这个我看怎么有点像鹿茸切片呢? 猜不出来。

专家：

    这是当归。都是大家耳熟能详的中药。产后妈妈大都是处于血虚和血瘀的状态。

专家：

    当归既活血又补血。针对血瘀我们可以活血，针对血虚我们可以补血，而且当归也是一个非常常用的食材，就是把它用来煲汤。它的味道稍微有一点点的药味，但是并不讨厌，很多人都是可以接受的。量呢，不用太大，其实用 10 克当归就可以了。

嘉宾：

那何首乌呢？

专家：

那么何首乌呢，它的用量比较重，用量是 20克。它的这个制作工艺其实是挺复杂的，据说需要九蒸九晒。就是说炮制的方法比较烦琐，整个制作过程持续的时间也特别长。山药的话，一般市场上常用的山药，比如铁棍山药其实就可以。可以根据自己的喜好选择用量，可以切成块，也可以切成片，来炖汤。

当归具有活血、补血的功效。

嘉宾：

那材料都齐了，要炖个什么汤呢？

专家：

首乌炖鸡汤。具体来说，就是首乌 20 克、当归 10 克、山药 20 克、鸡肉 100 克炖汤。

首乌炖鸡汤功效：缓解血瘀、血虚导致脱发。

嘉宾：

这个汤的功效是什么呢？

专家：

我们将山药当作中药来说的话，是因为它既能健脾又能补肾的。而且何首乌也有益精、填髓、乌发的作用，所以针对肾虚的话，我们重点用的是何首乌。所以呢，将当归、何首乌、山药三者放在一起，功效特别好，而且量比较少，比较精减。

嘉宾：

田老师，我好像听说这个何首乌用多了的话，会有一些毒性，还是怎么着。

专家：

有一阵子，大家在这个何首乌的毒性问题上，确实是有一些争议的。但是我们这个方子选用的何首乌呢，是经过炮制之后的制首乌。

嘉宾：

对于制首乌的使用，有没有限制呢？

专家：

对，制首乌不像生首乌。但是我们也要掌握好用量，一般要用药的话一天 30 克是没问题的，但必须是制首乌。汤的主料也可以用一点排骨，其实用鸭也挺好的，比如鸭肉、鸭骨头、鸭腿，都没有问题。

嘉宾：

用一些温性的肉类。

专家：

对，只是说别用太火热的那种牛羊肉就可以。因为这三味药放在一起之后的性质已经偏温了，如果再加入牛羊肉的话，产妇吃完之后可能会上火。

嘉宾：

会上火？那您看现在这个二孩政策放开了，可

改善脱发，选择何首乌需谨慎。

改善脱的发食疗方，避免选择热性食物炖煮。

能越来越多的家庭想要两个孩子，您看我们家也在考虑这个问题。也在计划了，那这个如果要补的话，是在要小朋友之前？还是说已经怀孕当中？还是说产后？哪个阶段进补会更好一些？

专家：

其实我们刚才也说了，掉头发的现象，你不管是产后还是平时，只要身体出现这种情况了，那么你就要进行适当的干预。要不说现在很多想要二胎的人，都会去医院提前做一个孕前检查。

嘉宾：

孕前体检。

专家：

对，抽血化验相关指标呀，做个 B 超什么的。然后可能再查一下激素，有问题的话，一定要到医院来找医生进行专业调理。

嘉宾：

还有一些人，虽然觉得不舒服，但是去医院也查不出什么问题。像这样的情况也挺多的。

专家：

对，有很多人呢，其实她的身体没有出现能够检查得出来的异常，但是她会感觉不舒服，会偶尔出现腰痛、月经不调、掉头发这些症状。但是到医院去检查反倒正常，她本着对自己对后代

孕前检查不出问题，却觉得不舒服怎么办？

负责的态度，就过来了就诊，想看一看自己到底有什么问题。虽然激素检查和 B 超检查都是正常的，但是总觉得还是应该看看中医，心里会更踏实一些。她知道什么呢？知道身体是有问题的，她才会感觉不舒服，而并不是一纸化验单决定了你的健康状态。

嘉宾：

对检查结果保持理性，更加关注自身的感受，没病先防，中医治未病的理念体现出来了。

专家：

来了诊断一下，看看自己的身体是属于肾虚的，还是属于血虚的、血瘀的，然后有针对性地调调月经，这样的话怀孕就会很顺利了。对于年龄比较大的人，或者是有很多都超过 40 岁的人，还想要二胎的话呢，这个时候就必须要进行一下怀孕之前的调理。

重点回顾

1. 年轻女性脱发的因素及诊治原则是什么？

（1）中医认为：发为血之余。女性脱发的第一个重要因素就是血虚，特别是女性经历了生产过程以后，几乎人人都有血虚的现象，就需要科学补血来改善脱发。

（2）中医认为：肾其华在发。女性脱发的另一个重要的原因是肾亏，女性生产以后一样会导致肾亏头发就会枯萎脱落，合理补肾就是女性改善脱发的重要方法。

重点回顾

2. 改善产妇脱发的食疗方有哪些?

（1）原料：制首乌 20 克、当归 10 克、山药 20 克、鸡肉 100 克。

（2）做法：把山药切片，制首乌打碎，装入纱布袋子封好后，锅内加清水 500 毫升，精盐适量，放入山药和鸡块炖煮即可。

（3）特别提示您：何首乌乱用可能会伤肝，一定要选择制首乌，并且用量不能超过 30 克，如需加减用药量，您还需咨询专业中医。

女性遗尿，需补肾

※

扫描二维码
听医生为您讲解详情

尿失禁这一现象在女性中非常普遍。它既是妇女的多发病，又是常见病，比如有的人是在咳嗽、大笑或者提重物的时候发生尿失禁，也有的是在跑往厕所的路上，裤子就尿湿了。中老年女性包括一些年轻女性都应该重视这类问题，不要因为不好意思而延误病情，中医就有很好的方法来治疗尿女性的失禁。下面来听北京中医药大学国医堂副主任医师田昕为大家讲述女性尿失禁应该如何治疗。

北京中医药大学国医堂副主任医师：田昕

· · · ·

田昕，医学博士，副教授，副主任医师，硕士研究生导师。北京中医药大学优秀主讲教师，主持国家自然科学基金等多项课题，发表学术论文 40 余篇，主编多部科普书籍。师从于全国名老中医杨积武教授，临床行医近 20 年，擅长治疗冠心病、月经病、不孕不育等。尤擅长睑板腺囊肿、玻璃体混浊等眼病。

嘉宾：

最近天气越来越好了，我也特别爱出去运动运动，比如跟楼下叔叔阿姨跳跳广场舞啊。

专家：

没看出来。我觉得你要是去跳广场舞的话，估计是领舞吧。

嘉宾：

您别说，楼下有些阿姨比我跳得可好多了。但是我发现有的时候，阿姨们也会有一些个人的小问题，比如说她们跳着跳着就回家了。我后来问了问她们，为什么呀？说回家换裤子去了。我都惊讶了，原来跳舞的时候还会出现尿失禁。

专家：

女性尿失禁临床很常见。

这种情况，其实挺多见的，经常有一些患者来门诊之后，说非常痛苦的一件事，就是什么呢，尿失禁，尤其是运动之后更厉害；还有很多的情况，比如说咳嗽、大笑或者是做一些需要使劲的动作的时候，都可能会出现尿失禁的情况。

专家：

生育过的女性更易出现尿失禁。

我们说这种情况在女性中比较多见，主要是跟女性的生育经历有关系。比如说，西医上说生完小孩之后，尤其是顺产的女性，由于膀胱括约肌拉伤，或者是短暂的麻痹，女性可能会表现出尿频、尿失禁或者晚上夜尿过多等情况。随着年龄的增加，人体肾精不足、肾气不固的这种情况越来越多见了，更年期就是一个发病高峰期。

嘉宾：

　　这个病能治吗，田老师？

专家：

　　其实这种病，说实话是很好治的，前一段时间我治疗了一个年轻时候是舞蹈演员的女性患者。

专家：

　　她现在是一个舞蹈学校的校长。有的时候人们可能冲着她的名气去了，然后会要求老师或校长给做示范动作。结果她一跳一动，那么这个尿失禁的情况就出现了，所以特别尴尬。然后她过来诊治，就说一定要尽快地把她这个问题治好，都已经影响到工作了，而不是说仅仅影响生活这么简单了。她甚至表示什么药贵就给她用什么药，求医已经到了这个地步。后来我就开始给她调理，确实她吃了第一周中药之后，回来复诊，说可以做简单的跳的那种动作，然后又调理了大概两周，基本上就差不多了。后来她就没再来，我估计是治好了。

一位被尿失禁困扰的阿姨。

嘉宾：

　　那也太神奇了，这么快就治好了，两星期，太厉害了田老师。

专家：

　　这个问题就是说，你只要找对病根，其实治

疗起来并不是很复杂。

嘉宾：

尿失禁到底是因为什么呀？

专家：

这个问题，在中医上来看，其实很简单。中医上说，控制小便主要是肾和膀胱之间的一种关系。我举个例子来说，我们都知道小便是储存在膀胱里面的，但是膀胱像一个袋子一样，袋子有口，袋子口松开的时候，人们便会排尿，把这口系上，排尿就会停止。那么，控制"袋子口"的这个劲儿，是谁在使呢？就是我们的肾脏。像这种尿失禁的情况就是跟肾气有关系的，肾气不固，"固"就是固定的意思，也就是说袋子的口扎得松了。

趣解女性尿失禁的原理。

肾气不固是引起尿失禁的重要因素。

嘉宾：

膀胱兜不住了。

专家：

对，就是兜不住了，通过一种简单的外力，比如咳嗽、跑跳、大笑等动作，尿液就会不受控制地排出体外。

专家：

所以在年龄增加了之后，人体的肾脏功能逐渐衰退，比如肾精亏少，肾气不固等，会出现各种各样的肾脏问题。这个问题会逐渐加重，到了更年期左右，甚至到了六七十岁，肾脏功能下降

年龄越大肾脏功能下降越严重。

124

的症状就特别特别突出了。

嘉宾：

　　那田老师，您刚才的那个患者那么快就治好了，但是您还给我们留了一手，您只说治好了，那怎么治的呀？您给她用什么好药了？

专家：

　　这个不是秘密，我们要想达到一个非常快的，控制住这种症状的效果呢，确实得用一点特殊的药。我把它们带来了，给你们看一看。

嘉宾：

　　好的，到底是什么好药呀？包得这么严实。金灿灿的，这一层一层的，这是什么呀？我的天呐，还有头呢！这小怪物还能治病呢！

专家：

　　这个就是我给患者使用的"特效药"的一种成分，放在这个方子里面。这个呢，其实大家看起来不知道，我一说大家就都知道了，是壁虎。

嘉宾：

　　这是壁虎啊？

专家：

　　对，壁虎在中药里面叫作蛤蚧，而且是一公一母放在一起来入药的。这样用药的话，对于治疗尿失禁，有一个特殊的收敛、固摄的作用。

嘉宾：

这么复杂，还得一对方能入药。

专家：

蛤蚧补肾可以平补阴阳。

这个蛤蚧，传说中是一公一母总是在一块的。有很多古代的传说，都是说这个动物跟别的不一样，它总是成对在一起。我们中医上讲究阴阳平衡，用一对来入药具有平补阴阳的功效。这样的话，对人体的肾精或者是肾气固摄和补充，具有非常好的补益作用，那么我们在常规的中药里面加上这样一对的话，它的固摄作用就非常强了。所以像这样的患者，我一般会在常规的中药方子里面加一对蛤蚧。毕竟我们还要辨证论治，每个尿失禁患者虽然都有这种尿失禁的症状，但是对于不同的人，用药也是不一样的。因为有的人可能或多或少还伴有一些比如痰湿、瘀血、阴虚、阳虚等情况。我们会根据患者的具体情况，再组一个方子，然后再根据患者的体型、病程长短，考虑是否添加这个"特效药"，对症下药的效果就会非常好。

嘉宾：

田老师，您说的这个蛤蚧，咱要是自己在家里头能不能做一做？

专家：

想自己在家里 DIY 是吧？

嘉宾：

对。

专家：

我告诉你，关于这个呀，我建议大家不要在自己家里做。因为这个东西呢，它是药用，跟你自己平时的食疗是不一样的。在用蛤蚧入药的时候，它的四个爪和头是要掰掉的，网上也流传了一些把它做成酒的 DIY 方法，这种情况就不一定适合每个人，因为在炮制的过程当中，蛤蚧身上的某些部位是有毒的。所以我建议大家，尽量在医生的指导下来用这个药。

嘉宾：

田老师，蛤蚧效果这么好，您刚才就说了，两个星期就好，那有没有就治不好的？对于那种最顽固的尿失禁，需要用蛤蚧治疗多久啊？

专家：

好像大家都很乐观是吧，其实真的是有非常严重的尿失禁患者，像我曾经接诊过一位老人，她每天要出门的时候，还要带一些成年人用的纸尿裤，因为她还有一个症状就是咳嗽得特别厉害。

治疗尿失禁的"法宝"——蛤蚧。

专家：

她说大夫我是来先看咳嗽，她认为可能不咳嗽了，就没有尿失禁这种情况了。

老人误以为遗尿的原因是咳嗽。

嘉宾：

对对对，不咳嗽可能尿失禁的症状也会轻一点。

肺为气之主，
肾为气之根。

专家：

　　她把所有的问题都归于咳嗽，她想让我给开点什么治疗肺的药，后来我发现她的这两个症状是合在一起的。这个呢，又吻合了我们中医的一个理论：肺为气之主，肾为气之根。

嘉宾：

什么意思呢？

专家：

　　大家平时，看过放风筝吧，你手里抓的那根控制风筝的线，就是肾脏纳气功能的体现。那么天上飞的那个风筝，其实就是肺的一种功能表现，如果说中间这根线折了的话，或者给它剪断的话，风筝飞了，那么我们说就会导致肺气上逆，出现反复顽固性咳嗽。所以说，对这位老年患者呢，我告诉她光治咳嗽是不管用的，一旦你走动过多或者是大笑，这个尿失禁的情况还会存在。

嘉宾：

没治到根本上。

专家：

　　她想一想确实也存在我说的这种情况，后来我们就通过补肾的方式进行治疗，最后证明这个方式的治疗效果还真是挺不错的。大概第一个周期吧，三周左右。我计算这个周期是指什么呢，是指她咳嗽已经控制住了，同时这个尿失禁的情况，稍微好了一点，我把它算作第一个周期；后来再过来复诊就根本不咳嗽了，尿失禁情况稍微好一点，基本上不咳嗽就不流尿，以前就属于不管咳不咳嗽，尿失禁的情况都不受控制，第二阶段大概进行了两个月左右，这个时间真的是比较长；然后到了第三个阶段，一点咳嗽都没有了，而且已经能控制住尿失禁的情况了。这位患者，她前前后后一共大概治了四个月左右，当时到了过年的时候，她就很长一段时间没来。

嘉宾：

　　这是治好了。

专家：

　　后来等过完年了，有一天她来了，我以为又严重了呢，后来她给我拿了一个小包，告诉我，过年期间儿子带她去泰国旅游了。我这一听就是，症状好转，并且疗效有了一个质的飞跃，以前不敢出门，现在都去国外旅游了。

嘉宾：

　　对对对，都能出门了。

专家：

　　我问患者怎么样啊，她说自己挺好的。她说她没挂号，不想看病，然后给我拿一个小包，说就是想来谢谢我。当时我的这种成就感其实还是非常强的。

重点回顾

1. 尿失禁的根源是什么？

中医认为：人的尿液靠肾脏来控制，尿不听话，自己往外跑，与肾脏的功能下降密切相关。肾气不固，人体无法很好地控制尿液排出。因此，肾脏的问题不及早解决，尿失禁就会越来越严重。

2. 治疗尿失禁的独特方法是什么？

通过辨证施治运用蛤蚧就可以很好地增强人体肾脏固摄的作用，改善女性尿失禁的问题。但是蛤蚧是有毒的，在应用中一定要遵医嘱，千万不要自己随意拿来吃。

说说反酸
这件苦事儿
※

您有过反酸的经历吗？那突如其来的一股酸水是不是让您的食道一阵烧灼？忍了那么久，您知道这反酸水是病得需要治疗吗？严重的反酸有可能会烧坏食道，造成食道溃疡，后果不堪设想！老人说的吃点小苏打缓解反酸可行吗？饮食上，怎么吃才能有效缓解反酸的症状？接下来，就请北京中医药大学杨桢教授为我们详细解答！

扫描二维码
听医生为您讲解详情

北京中医药大学教授：杨桢

‥‥

杨桢，主任医师，教授，北京市"李庆业名老中医工作室"学术经验第一传承人，中华中医药学会方剂分会副主任委员。硕士师从于北京中医药大学方剂学专家李庆业，继承其中药和针灸并举联合治疗内科杂病、妇科疾病的独特方法。博士师从于黑龙江中医药大学副校长、黑龙江省名医李冀教授，传承其内科疾病尤其是脾胃病的治疗经验。擅长治疗消化系统疾病、心脑血管病和老年病，呼吸系统疾病，皮肤科疾病等；对风湿、类风湿也有较丰富的经验。

嘉宾：

　　杨老师，您有没有过这种感受，就是吃完饭之后，吁的一下，一口酸水反到嗓子眼儿？本来吃饭是挺美好的一个事，但是有这事儿就不美好了啊，就觉得一口酸水就反上来了。我平时还好，但是我要吃这火锅特别辣的时候，那个酸水连着那个辣的一起往上，呛得喉咙这个难受啊，真是死的心都有。平时反酸的时候，我一般就是弄点胃药，再就是听老人说弄点什么小苏打之类的。杨老师，您说这是病吗？需要治疗吗？

专家：

　　是的，这是一种病，需要治疗。什么是反酸呢？我们现在看一个模型，食管和胃之间有一个括约肌，一般情况下，括约肌会像橡皮筋一样把胃的上部开口处勒得紧紧地，压力比较高，这个叫作贲门。因为多种原因最后导致贲门松弛，贲门松弛之后，胃内也有一个压力，两者的对比发生变化的时候，胃内压高，那么我们胃的内容物就会向上反流，轻者是反到食道，重者就是反到嘴里了。

嘉宾：

　　为什么会出现这种情况呢？

造成反酸的原因：衰老、炎症、溃疡、肿瘤侵蚀、性别因素。

专家：

　　首先是因为衰老，其次还有炎症，还有溃疡或者肿瘤的侵蚀，还有性别因素，女性比男性多得多。

嘉宾：

　　那为什么女性会比男性多呀？

专家：

　　有的时候，医生望诊，可以望得出来很多病，看她这个嘴唇边，边上有没有皱纹，看她眼圈，眼圈边上有没有皱纹，如果这些地方有皱纹说明皮肤就松弛了，这些都是括约肌。那么胃口，这个地方的贲门也一样的，类似橡皮筋，用久了之后也会松弛。为什么女性要多呢？因为女性肌肉的张力、压力与雌激素的浓度关系密切。

专家：

　　雌激素高，人体所有的括约肌均有力，雌激素一低就会显得无力，所以可以看到她脸上的皱纹出来了，一般也会伴有反酸的症状。

嘉宾：

　　还真是，就跟更年期了一样。那更年期的女性是不是更容易出现反酸的症状？

专家：

　　中医是把女性的年龄段按照七划分的。五七、六七，这个病一般发生在六七，六七四十二岁，就是 40 岁左右的很多女性就开始反酸，到七七四十九岁，月经停了之后这种病可能会达到高峰，以后会慢慢好转一些。

反酸的患者中女性要比男性多。

雌激素水平的高低影响括约肌松紧，间接导致反酸形成。

女性 40 岁左右易出现反酸症状。

嘉宾：

胃酸的 pH 最低可低至 1.0 多。

专家：

对。

嘉宾：

那么酸的液体往上反的时候，反应应该挺严重的，这不得有灼烧感了吗？感觉就是拿那个硫酸嘛，哼，从嗓子口这儿往下灌的啊。

专家：

是的，反酸的危害确确实实非常大，如果反酸反到食道里，第一个危害可能就把食道烧伤了，引起食道溃疡；第二个危害是龋齿，因为胃酸反到嘴里之后，它会对牙齿产生腐蚀作用。

嘉宾：

有道理。

专家：

首先会破坏牙的釉质，使我们的牙齿失去光泽，不太好看，再一个就是，会使牙齿容易脱落。另外，还有可能引起慢性咳嗽，咽喉中会有异物感，吞也吞不下去，吐也吐不出来。中医称之为梅核气。

专家：

胃部反酸除了会刺激咽部，引起慢性咳嗽；还有个问题就是反酸还会导致营养不良。

胃部反酸，不仅会造成食道溃疡，还有诸多危害。

梅核气：
以咽中似有梅核阻塞，咯之不出，咽之不下，时发时止的疾病。

反酸会导致营养不良。

嘉宾：

怎么会引起营养不良呢?

专家：

很多人一吃就饱，吃得多一点点就反酸。患者会非常困惑，就会恐惧吃饭，摄入的食物就会慢慢变少，最后就容易引起营养不良。

嘉宾：

它危害这么多，您看像我刚才说的，比如说我胃酸嘛，我吃点碱就好了呀。酸碱中和嘛，所以我就搞点小苏打吃下去。您觉得这怎么样?

专家：

这个不能够简简单单地这么想，这种酸是达到一定量之后才会反上来。

专家：

我们用碱把它去掉，去掉了之后的结果就是，为了维持胃部的酸度，胃酸一定又会迅速地产生出来。所以你不断地中和，实际上是会刺激胃酸不断地分泌，引起胃酸分泌越来越旺盛，反酸现象并不会减轻。所以这种方法是一个误区。

反酸时吃小苏打无效，还可能加重病情。

嘉宾：

看来还不能把这小苏打当成救火药来吃。那在咱们中医上，是怎么治疗这个胃部反酸的呀?

中医对反酸的描述：反酸、吞酸、吐酸。

旋覆代赭汤：旋覆花、半夏、甘草、代赭石、人参、生姜、大枣。

橘皮竹茹汤：橘皮、竹茹、大枣、生姜、甘草、人参。

专家：

中医会有反酸、吞酸、吐酸等名词来对这个症状进行描述，但是它们有一个共同的病因，那就是胃气上逆。

嘉宾：

它往上走。

专家：

对，治疗的方法就是降气和胃。我们最有名的方剂是旋覆代赭汤、橘皮竹茹汤。

嘉宾：

哪个方子比较好用呢？

专家：

这么几个方剂联合起来用，效果会非常好。

嘉宾：

杨老师，您看现在这个反酸的人越来越多了，为了减轻反酸带来的痛苦，这类患者在生活中应该注意一些什么呢？

专家：

需要有一个良好的生活习惯，首先是不要多吃，八分饱为宜；第二个呢，吃完了之后直坐，或者是站一会儿，不要一吃完了饭就到沙发里面窝着。

嘉宾：

这是生活习惯方面，在吃的食物方面应该注意什么呢？

专家：

还有一点呢，就是可以经常吃白萝卜、白菜、豆腐。白萝卜是向下行，行气的，吃了之后能够促进胃和肠的气向下排、向下走。

多吃白萝卜、白菜、豆腐有益肠胃运行。

嘉宾：

白萝卜是行气的。

专家：

还有豆腐，豆腐实际上是天底下最好的雌激素替代品。大家也不要一听到这个节目说豆腐好，就天天吃豆腐，那也不成，一周两次基本上就可以了。

豆腐是雌激素的良好替代品。

嘉宾：

凡事适量嘛。

专家：

对，过犹不及。

嘉宾：

我们好多人吧，就喜欢省事，杨老师您有没有什么生活中的这种省事的小妙招，能让我们治疗或者预防反酸呢？

专家：

我向大家推荐一个食谱。

嘉宾：

食谱？我就喜欢吃的，到底是什么食谱呢？

专家：

萝卜粉丝汤。

嘉宾：

这个很常见呀。是白萝卜，还是胡萝卜？

专家：

白萝卜。就是咱们平时吃那个大白萝卜。

嘉宾：

为什么用白萝卜呀？

白萝卜中的
辛辣味物质，
有益肠胃行
气改善反酸
的症状。

专家：

平时咱们吃这个白萝卜，也会感觉是辣辣的。这种微辣的物质，具有很好的排气、行气、促进肠道和胃向下运行的能力。

嘉宾：

那说了这么多，您赶快教我们做做吧。

专家：

先把水烧开，再把萝卜丝儿放进去，一般的话，

萝卜煮汤时,把白萝卜切成丝了之后,煮5~6分钟,
萝卜丝儿就烂了,再把粉丝放进去,同时加盐适量,
根据口味把蒜和姜加进去。

专家:

　　这个时候,可以迅速地把火关掉,等关了火
之后把胡椒和葱放进去,最后起锅之前再加上几
滴橄榄油,这个汤就做好了。

重点回顾

1. 反酸的病因有哪些?

衰老、炎症、溃疡、肿瘤侵蚀、性别。

2. 反酸的患者中女性比男性多的主要原因是什么?

女性雌激素水平随着年龄增加而减少,造成控制胃部贲门的括约肌能力减弱,间接导致反酸。研究发现,当女性年龄在40岁左右时,反酸的症状最易发生,而当年龄接近49岁时,症状又会自然缓解,这都跟雌激素分泌的浓度密不可分。

重点回顾

3. 反酸的危害有哪些?

（1）引起食道溃疡。

（2）对牙齿产生腐蚀作用，导致龋齿。

（3）引起慢性咳嗽。

（4）导致营养不良。

4. 降气和胃的具体方法有哪些?

（1）食疗：萝卜粉丝汤，有益肠胃行气的作用，可以改善反酸的症状。

（2）方剂：旋覆代赭汤和橘皮竹茹汤，起到降逆化痰、益气和胃的作用，治疗反酸的效果显著。

更年期过不好，疾病全来找

※

扫描二维码
听医生为您讲解详情

　　女性绝经后雌激素水平会严重下降，这时很多女性会有发热、倒汗、失眠、心烦易怒的症状。如果更年期过不好将严重危害女性健康，出现骨质疏松、尿路感染，甚至容易罹患妇科肿瘤，那么该如何治疗更年期综合征呢？什么样的女性不适合补充雌激素呢？一个方法就能帮您改善更年期失眠！到底是什么方法呢？接下来就让北京中医药大学国医堂李卫红副主任医师为我们详细解答。

北京中医药大学国医堂副主任医师：李卫红

· · · ·

　　李卫红，医学博士，教授，主任医师，研究生导师，中西医结合基础专业。毕业于北京中医药大学，长期从事中药复方治疗缺血性脑病的药效机制研究及病机理论研究。主持或参与课题20余项，发表论文50余篇。

嘉宾：

　　李老师，我前两天在网上，看到这样一个提问，说更年期的女人到底有多可怕呢？结果一个网友就这样回答，说他妈妈今年47岁了，他就发现最近妈妈有点不正常。比如说他回家的时候，如果回家晚了，他妈妈得叨叨他两句；进门的时候，脚上带了土，他妈妈也得叨叨他两句。他就觉得他妈妈可能是更年期了，又听说这个更年期得持续两年，他就想未来两年，如果都过这样的日子可怎么办呀？看来这位网友的未来是一片灰暗啊！

嘉宾：

　　我还看过一个评论是这么说，更年期不光跟女性有关系，跟我们男性也有关系。为什么呢？实际上，在这家里头，甭管是老妈更年期，还是你的爱人更年期，作为男性，你在旁边也照样经受这种折磨。更有意思的是，我还看有一个留言人说，他妈更年期到了之后，他们家猫见了他妈，都绕着墙根走道。李老师，您说说这更年期到底是有多可怕？这个网友的妈妈，47岁就算更年期了吗？

专家：

　　对，是这样的，《黄帝内经》里边有这么一句话："女子七七则天癸竭，故形坏而无子。"什么意思呢？所谓"天癸"，就是肾中的精气充盈到一定程度以后，产生的一种物质，这种物质能

《黄帝内经》：女子七七任脉虚，太冲脉衰少，天癸竭，地道不通，故形坏而无子也。

够促进人体的生殖系统成熟，乃至于维持正常的生殖功能；然后女子七七，七七是指岁数，也就是七七四十九岁，就会出现地道不通，其实就是说女性开始闭经，月经不来了。所以49岁，基本上是属于女性更年期的一个均数。

嘉宾：

李老师，那您说像那位网友的妈妈，天天在家唠叨，就是更年期的一种表现吗？

专家：

一般来说，如果出现这么几种症状，就提示女性可能到了更年期：第一，月经开始紊乱，多数表现为月经量越来越少，或者是周期变得越来越长，逐渐逐渐地出现闭经。

嘉宾：

首先是月经不正常了。

专家：

除此以外，患者还会有一些其他的症状。比如说患者会出现一些情志的改变，还会出现烦躁、焦虑，容易发脾气，对周围的事物忍耐性会差一些等。

嘉宾：

会变得比较敏感，出门往家里带点土都不行。

143

更年期综合征表现：烦躁、焦虑、易怒、烘热汗出。

专家：

除此以外，大部分患者，都会出现烘热汗出的现象，这是更年期的一些典型的症状。

嘉宾：

李老师，我感觉刚才咱们说的都是一些早期的损害，有没有一些比较晚期的，或者说长远的损害呢？

专家：

因为卵巢功能下降，身体也会出现一些由于雌激素水平下降导致的骨质疏松，尿频、尿急等类似于尿路感染的一些症状，这也是更年期常见的一些问题。

专家：

还有的时候，患者会出现心血管系统的疾病，比如心悸、心慌等。这些都是更年期常见的一些并发症。

嘉宾：

也就是说，这些都是跟激素水平相关的症状。李老师，既然这是由雌激素水平降低导致的，那让患者补点雌激素不就行了吗？

专家：

但是雌激素治疗是可能存在不良反应的。有很多女性是不能用雌激素治疗的，比如已经患有

更年期综合征处理不当可导致：
骨质疏松、尿路感染、心血管疾病。

肿瘤患者不宜用雌激素治疗，更年期综合征可能诱发肿瘤。

子宫肌瘤的女性，或者是已经患有卵巢囊肿的女性。对于这些患者，我们一般都不主张用雌激素治疗，否则可能会诱发肿瘤加重。

嘉宾：

李老师，那我们中医是怎么看待和治疗更年期综合征的呢？

专家：

中医认为更年期综合征的病因主要是，患者肾精不足，肝血也不足，导致体内的阴血不足，阴阳失衡以后，阴虚容易生内热，所以病人会出现烘热、汗出、烦躁等症状。其实在中医看来，这些都是一种热象，所以说很多时候，中医是按照热证来治疗更年期综合征的。但是这种热证显然是一个虚热证，它的根本原因还是因为肾中精气不足，是由肾精、肾阴或者肝血亏虚所导致的。所以说，用中药来治疗更年期综合征的时候，一般我们采用的方式就是补肾、养阴、养血。

嘉宾：

以补养为主。

专家：

如果患者的这种阴虚燥热比较明显的话，我们会用一些滋阴清热的药物，或者用一些清心的药物来治疗。给大家举个例子吧，前几天刚刚有一位更年期的女性来找我，其中她有一个很重要的症状，就是失眠，晚上睡眠总是不好。接下来，

治疗更年期综合征要根据个人的体质，选择正确的治疗方式，那么中医在治疗更年期综合征上有怎样的方法呢？

中医采用补肾、养阴、养血的方式治疗更年期综合征。

我们正好给大家推荐几个治疗失眠症的小技巧。

嘉宾：

这个也特别适合普通的失眠患者，是吧？

专家：

对！对于失眠的患者，我们给大家推荐四个具有镇定安神作用的耳穴。我们最常用的一种方法叫压籽法。什么叫压籽法呢？就是用王不留行籽。

耳穴压籽法可镇定安神。

嘉宾：

我们小时候贴过，治眼睛什么的就贴这个，有明目的功效。

专家：

王不留行籽经常被用来作为耳穴的一个治疗工具，为什么呢？因为这个首先比较坚硬、表面光滑，而且纯天然、不容易产生过敏。

王不留行籽质地坚硬，表面光滑，不易过敏，适合按压耳穴。

专家：

所谓四个穴位，第一个是垂前穴。这个穴位又叫早醒点，又叫神经衰弱点。所以说，从它的名称上，就可以看出它具有安神的功效。

嘉宾：

治早醒的。

专家：

　　对。第二个穴位是耳穴枕，这是一个什么穴呢？它是一个镇静、安神、止晕的要穴；第三个穴位是神门穴，这个穴位不仅有能够催眠镇静的作用，而且还是一个止疼、止晕的要穴；第四个穴位就是我们中医的心穴。

嘉宾：

　　心穴对应五脏中的哪一脏呢？

专家：

　　它对应的就是人体五脏里边的心，它的位置非常好找，就在耳甲腔的最中心点，叫心穴。

嘉宾：

　　耳朵眼下边，是吧？疼，我是不是失眠呀，我这心不太好！李老师，那您快教教我们，到底该怎么贴吧！

专家：

　　下面继续为大家讲解，怎么来贴。

嘉宾：

　　贴耳穴前先消毒。

专家：

　　耳穴尽管是安全无创的，但是我们为了保险起见，也总是要先消一下毒。我们取一粒王不留

贴耳穴的方法，具有镇静安神、促进睡眠的作用，那每天需要按压多长时间呢？具体该如何操作呢？

行籽，然后找到垂前穴的这个位置，把王不留行籽，正好压在这个穴位上边。

嘉宾：

先对准穴位。

专家：

对，然后松开，贴上以后施一定力度的按压，最后会有酸胀的感觉，中医叫得气。这时，治疗效果是最好的。第二个是枕穴，枕穴是在对耳屏的下方，稍微偏上一点的位置。第三个穴位是神门穴，在三角窝里边。第四个穴位就是心穴了，心穴是最好找的，在耳甲腔的最中心的最低处。然后我们一个一个地都要按压一遍。

嘉宾：

每一个按一下吗？每一遍要按多久呢？

专家：

按压一遍。

嘉宾：

那每一遍要按多久？

专家：

一般一个穴位按 1~2 分钟就可以了，等我们贴上以后就不用撕掉了，可以一直戴在耳朵上。

每个耳穴按压 1~2 分钟，每天按 3~4 遍。

专家：

一般我们认为一天，你按上 3~4 遍，尤其是在睡觉之前。比如说晚上十点睡觉，在九点半左右躺在床上的时候，你可以把这几个穴位按压一遍，按压一遍方可平心静气。这个时候你的睡意可能就来了，也便可以安睡了。

嘉宾：

这个贴几天呢？

专家：

一般我们一侧耳朵贴 3 天，3 天以后，因为胶布对皮肤局部的刺激，也会使人不舒服。

专家：

所以说，3 天以后我们就把它撕掉，撕掉之后呢，趁这个机会可以洗洗头，洗洗澡，然后换到对侧耳朵再贴，这样交替。

嘉宾：

可以每次贴一边，对吧？那我一次贴俩耳朵，是不是效果更好啊？

专家：

对，俩耳朵效果更好，但是俩耳朵就不能替换了。当然，你比如洗洗澡或者什么，撕掉以后，第二天再贴上也是可以的。

重点回顾

1. 更年期综合征有什么表现？

（1）月经紊乱。

（2）月经量越来越少。

（3）月经周期变长，甚至闭经。

（4）烦躁。

（5）焦虑。

（6）易怒。

（7）烘热汗出。

2. 中医认为诱发更年期综合征的原因及治疗关键是什么？

中医认为，更年期女性由于肾精不足、肝血不足，从而导致阴血不足，阴血不足是引发更年期综合征的主要原因。因此，中医常采用滋阴、补肾、养血的方式治疗更年期综合征，能有效改善女性因为更年期而产生的症状。

3. 不积极治疗更年期综合征有什么危害？

（1）会引发尿路感染。

（2）引发骨质疏松。

（3）引发心血管疾病、心血管疾病等。

4. 治疗更年期失眠的贴耳穴方法怎么操作？

（1）选取耳朵上的垂前穴、枕穴、神门穴、心穴，分别用王不留行籽帖在选取的穴位上实施按压。

（2）每个耳穴按压1~2分钟，每天按3~4遍。

（3）一般每侧耳朵贴3天，也可两侧同时贴。

婆媳不和，症结可能在肝

※

扫描二维码
听医生为您讲解详情

　　德国和美国的心理学家曾对当地居民进行家庭关系调查，结果显示婆媳关系是家庭关系中质量最差的，可见婆媳关系似天敌并不是中国特色，而是一种困扰全世界的普遍现象，婆媳关系放到中医眼中又是什么样呢？中医学上，为什么说肝是婆媳关系中最关键的因素呢？解决了肝的问题就能使婆媳和睦相处了吗？赶紧听听北京中医药大学国医堂田昕副主任医师是怎么说的吧！

北京中医药大学国医堂中医门诊部副主任医师：田昕

‥‥

　　田昕，医学博士，副教授，副主任医师，硕士研究生导师。北京中医药大学优秀主讲教师，主持国家自然科学基金等多项课题，发表学术论文 40 余篇，主编多部科普书籍。师从于全国名老中医杨积武教授，临床行医近 20 年，擅长治疗冠心病、月经病、不孕不育等。尤擅长睑板腺囊肿、玻璃体混浊等眼病。

嘉宾：

田老师，我先问您一个问题，这个世界上最难相处的关系是什么？是老板和员工，还是老师和学生？

专家：

这一看您给的备选答案吧，就知道您还没进入婚姻生活。您要说我家的关系吧，我觉得最难处的是亲子关系，因为孩子不听话，老惹我生气。但是其实呢，要是客观点来说，最难处的应该是婆媳关系。

嘉宾：

这咱们不是健康类养生节目吗？怎么感觉有点像婚姻调解的生活类节目。

专家：

实际上，这个婆媳关系，真的是跟身体健康的关系特别密切。你想想，如果是人体脏腑出问题了，肝火特别盛，跟谁都爱发火，或者你的情绪郁结日久了，或者某一种情绪过急了之后，都会影响你体内脏腑的协调。《黄帝内经》里面说："人有五脏化五气，以生喜怒悲忧恐。"

专家：

就是说，当你身体出问题的时候，会自然而然地产生一种情绪，比如说肝气。如果是郁结日久化火的话，你看谁都想发脾气，看谁都爱急，

人有五脏化五气，以生喜怒悲忧恐。——《黄帝内经》

那么这个时候可能就影响到自己的社会关系，以及自己和家人之间的亲情。

嘉宾：

田老师，那我有一个问题，到底是婆媳关系不好导致了肝火旺，还是肝火旺导致了婆媳关系不好呢？

专家：

有的人脾气比较大，向来就是急躁的性格，非常暴躁，这也可能会导致脏腑功能失调。也就是说这种心理上的问题跟生理之间是可以相互影响的，所以并非明确的因果关系。对于有火的要采取去火的方式治疗，而对于体虚的，我们应该进行补益。

嘉宾：

这个是不是有点夸张了呀？婆媳关系不和毕竟是人民内部矛盾，这个应该没有什么太大的事儿吧。

专家：

这一看就是小姑娘的话，是吧。其实在门诊当中，这样的人特别多。

专家：

我给大家讲一个特别有趣的事，某次出诊，有位老人家来了，说睡不好觉，然后把自己的情况详细叙述了一下。我一听所有的症状都往肝上

婆媳关系处理不好会损伤肝气。因婆媳矛盾而患病的真实病例。

走，都是肝火，比如眼睛的问题、口苦的问题，然后再加上心情烦躁、消化不良，再给她摸完脉，我说首先你说的症状可能不是单纯的身体自身的问题。她说自己在老家的时候非常好，但是一到北京给孩子带小孩，这样那样的问题就都出来了。然后这时候我不说别的，就问她是给儿子带孩子吧？是不是跟媳妇儿不和呀？这个时候，像这类情况还有很多。老人家立刻就流下来眼泪了，她就觉得你理解她。像这样类似的情况还有很多。

嘉宾：

那田老师，听您这么一说这个婆媳关系还真是挺伤肝的。

专家：

对，而且它不只是伤肝，对身体其他脏腑的影响也很严重。比如说，我们常见的失眠，就是因为肝火，产生一种火热，火热扰神，那么睡眠便会出问题。再有呢，就是消化的问题，我们中医上讲，肝和脾有非常密切的关系，如果是肝火特别旺盛的话，那么脾的功能就会受到影响。脾不升胃不降，这个时候人体的消化道会出现打嗝、嗳气、反胃等胃气上逆的表现，还会出现腹泻，或者经常会肚子疼，然后会消化不良。这些问题的根源可能都在肝上，光治脾，或者光治胃消化不良的问题是没有用的。还有一种情况，是很容易被人忽视的。

专家有没有啥好方法，帮我们疏肝理气呢？

婆媳不和导致诸多病证。

嘉宾：

是什么问题呢？

专家：

肺的问题，主要表现为顽固性咳嗽，我们知道平时感冒的时候容易发生咳嗽。还有一些严重的，像哮喘类的病证，可能都会归因于肺。但是我们中医上讲五行之间的生克制化关系，肝和肺之间的关系非常复杂，当木火刑金的时候，也就是肝火特别旺，以致影响到肺的功能的时候，那么肺就会出现顽固性咳嗽。如果在药里面加入清肝火的药，即使不加那些止咳的、化痰的、平喘的药，病也能很快就治好。

肝损伤会导致肺出现问题。

嘉宾：

听您这么一说，这个肝的问题还真是对人体健康影响很大呢，那高老师有没有什么高招能够化解这种婆媳矛盾呢？

专家：

首先就是用药，只要来门诊的，我肯定要送一个药方。对于还有一些人来说，吃了药的同时，你得让她知道病根在哪儿，所以在吃药的同时，你要去开导她。遇到老太太来看病了，要告诉她得理解孩子；遇到儿媳妇来问诊，你要告诉她得体谅老人家的辛苦、老人家的责任和不容易。针对这样的问题，除了用药，还要用心，换位思考。这样做的话，我觉得病基本上就应该好得差不多了。

重点回顾

1. 婆媳不和的危害有多大？

婆媳关系跟身体健康的关系特别密切，婆媳不和会导致诸多病证，尤其伤害肝脏，肝脏受损会累及脾、肺，导致失眠、消化不良、顽固性咳嗽等。

2. 中医如何帮您舒缓婆媳关系？

治疗时，在药里面加入清肝火的药，并且给予一定的心里疏解开导，疾病方可很快痊愈。

中医揭开※「痤疮」奥秘

青春不在但痘痘还在，脸上长了痤疮，不管干什么都没自信。虽然它是最常见的皮肤病，但如果治疗不及时，还会引发痘疮、痘印等，更加影响患者的颜值。那么痤疮究竟是如何引起的呢？我们又该如何赶走这恼人的痘痘呢？下面，中医专家北京中医药大学国医堂主任医师李献平就教你如何击退痤疮。

扫描二维码
听医生为您讲解详情

北京中医药大学国医堂主任医师：李献平

· · · ·

李献平，北京中医药大学方剂学教授，国医堂主任医师。第三批名老中医学术经验继承人，师从首都国医名师聂惠民教授，北京市中医局命名的"李献平名中医基层学术传承示范点"首席专家。培养研究生 30 余名。

嘉宾：

　　这人生最大的悲哀呀，就是青春不在了，但青春痘还在。李老师，您能不能给我们讲讲有这么悲哀的故事吗？

专家：

　　这种故事比较常见，因为现在青春痘，也就是我们中医说的痤疮患者越来越多，有的时候有些小女孩长得很好看，但是满脸的痘痘。

嘉宾：

　　没错。

痤疮的临床病例。

专家：

　　青春痘也叫痤疮，现在我接诊的像这样的患者是挺多的。实际上，我还有一个典型的患者，是一个男性患者，24 岁。他的痤疮严重到什么呢，已经满脸密布，在密布的同时，还形成了一种硬的结节。后来我给他治疗，他也坚持得比较好，一年多以后，脸上基本都干净了，没有什么痘痘了。

嘉宾：

　　效果这么好啊？

专家：

　　所以说这个痤疮还是可以治愈的。

嘉宾：

　　痤疮就是咱们平时说的青春痘，它由哪些因

素导致的呢?

专家:

我们一般来说,痤疮在现代医学里叫寻常痤疮,我们在民间也叫青春痘。我们发现从现代医学角度来说,它主要和四个因素有关,一个就是雄性激素分泌偏多。

专家:

第二个就是毛囊口容易形成栓塞。实际上,你会发现在皮肤上形成痤疮的时候,会有些脓点什么的,这都是导致毛囊口栓塞的原因。

嘉宾:

就是毛孔堵了。

专家:

第三个就是皮脂腺分泌特别旺盛,皮脂腺分泌旺盛主要表现在面部油脂增多。

嘉宾:

油性皮肤。

专家:

油性皮肤,所以你问他症状的时候,他就说身上干,但是面部 T 字区出油,这个也是痤疮的一个特点。

中医讲解什么是"痤疮",形成痤疮的主要原因。

与性腺内分泌功能失调有关的毛囊、皮脂腺慢性皮肤病。

诱发"痤疮"的原因有哪些?

面子出了问题，还是要从身体内部开始进行调理。治痤痘，中医辨证施治才有效。

专家：

最后，细菌、病毒这些微生物感染，也是导致痤疮形成一种炎症的原因；准确地来讲，痤疮是一种与性腺内分泌失调相关的毛囊皮脂腺的一种慢性炎症。

嘉宾：

李老师，刚才您说痤疮的产生有四方面原因，但是真正诱发它产生的原因到底是什么呀？

专家：

一方面和患者的性情有关，就是性情因素是它的诱因之一。我往往会问患者，是否存在性情急躁的情况。有一次，我来了一位女性患者，当我问到她性情是不是急躁。她不好意思地笑了，说自己确实性情急躁。一般都是比较急性的女性，容易得这个，我们中医上，叫肝火偏旺。第二个方面，我们发现大便干燥，也是痤疮的诱因之一。一般来说，这些患者大便偏干，毒素排不出去，容易造成痤疮；还有一些其他方面的原因是什么呢？一些化妆品，不是特别道地或质地不太好的化妆品，也会导致毛囊堵塞，最后形成痤疮；偏食辛辣也是一个诱因，所以我们发现湖南人、四川人就比较容易长痤疮，他们疑惑为什么在自己家乡爱吃辣但是并不会长痤疮，结果到了北方，怎么得痤疮了呢？因为北方的气候和南方不一样，喜食辛辣容易酿湿生热。中医认为痤疮跟湿热有很大关系。

嘉宾：

那一到夏天就高发呀。什么小龙虾，什么啤酒，明摆着是奔着痤疮去的。

专家：

对的，对。

嘉宾：

那李老师，您刚才说有这么多种诱因，那不同的诱因引发的痤疮，它生长的位置、形态什么的，会不会有什么不一样啊？

专家：

不同诱因导致的痤疮的位置确实不一样。比方说，大便秘结的患者，在前额部可能就偏多，这个时候因为他大便秘结，足阳明胃经和手阳明大肠经不通畅，就导致前额部的痤疮偏多；肝火旺盛的患者，他可能表现在两个面颊部偏多。

痤疮的生长位置代表什么？

嘉宾：

这两边都有可能长。

专家：

也就是说，痤疮常发生的一个部位就是前额，再一个就是面颊，有时候下颌部也会有。

痤疮好发部位：额头、面颊、下颌。

嘉宾：

下颌部的痤疮主要是跟什么因素有关呢？

专家：

下颌部的话，有时候是跟阳明胃经有关系的。

嘉宾：

李老师，您看我有一个朋友就被这个痤疮困扰好几年了。反正能够想的办法基本上她都用了，比如涂抹一些外用的药膏，包括去美容院做一些美容护肤，那些美容套餐什么的，好几千块钱都花进去了，但是也没有什么效果，唯独就是没看过中医，为什么呢？她也是不知道中医能治痤疮，那您说这个中医怎么认识痤疮的啊？怎么分析这个病啊？

专家：

中医对痤疮的认识，一般来说南北医家的观点是有所不同的。

南方代表医家认为：痤疮属肾阴不足，相火过旺。

专家：

像南方医家他一般都从肾阴不足、相火旺盛，偏向于用补肾、降火的方法治疗。

北方代表医家认为：痤疮属内热炽盛、外受风邪。

专家：

那么北方医家他偏于什么呢，北方医家考虑肺热、血热的因素比较多，所以我们从这两方面综合一下来说。对于痤疮的治疗，把那几个因素加起来，我们可以考虑到补肾、清肝火，还有就是活血、凉血、清热解毒。

嘉宾：

　　像您说的中医对痤疮有这么多的认识，那它有什么好的治疗方法吗？

专家：

　　清肝火，有一味药我特别爱用，就是夏枯草。夏枯草这个药的特点就是，一方面能清肝火，再一方面能散结滞。还有一个叫麻黄连翘赤小豆汤的经方，别看它就由三味药组成，在临床上很多医生都喜欢用它来治疗痤疮。大家知道麻黄容易走表，所以对于皮毛、肌表方面的病，用麻黄挺好。而连翘是个清热解毒的药，它最大的特点是，在清热解毒的同时能够散结，而赤小豆能利水。另外，中医认为赤小豆和痤疮的颜色接近，所以用赤小豆利水治疗痤疮，是特别好的。

中医对痤疮的治疗：夏枯草、生麻黄、连翘、赤小豆。

嘉宾：

　　李老师，咱们在平时的饮食当中需要注意一些什么事情呢？

专家：

　　饮食方面，建议大家多吃苦瓜。苦瓜这个药，有清热泻火同时利水的作用，苦瓜有利于湿热排出，特别是对于肝火旺的人，它有一定的泻火作用，所以爱吃苦瓜的人，脸上一般不容易长痤疮。

痤疮患者日常饮食注意事项。

痤疮患者日常饮食注意事项。

嘉宾：

　　不容易上火的人就不容易长痤疮。

专家：

　　这是我的一个体会。再一点呢，建议在北方有时候偏食肥甘厚腻的人，可以适当吃点山楂糕，就是那种焦山楂。或者用山楂做的那种山楂糕，放凉了以后吃点。

嘉宾：

　　山楂主要有什么功效呢?

专家：

　　实际上，山楂糕不但能够助消化，还有具有散瘀结的作用。中医对焦山楂的认识是，焦山楂有很好的活血散瘀的作用。实际上，治疗痤疮特别需要把那个瘀血或者说瘀结散开，这一点特别重要。

专家：

　　最后尤其重要的是，痤疮患者还需减少细菌感染的机会，由内而外的对抗痤疮。

嘉宾：

　　内调外养双管齐下。

重点回顾

1. 形成痤疮的四个因素是什么？

（1）雄性激素分泌过旺。

（2）毛囊口易形成栓塞。

（3）皮脂腺分泌过旺。

（4）细菌感染。

2. 痤疮的诱因有哪些？

内分泌失调、肝火旺盛、爱吃辛辣，细菌、病毒感染，以及使用劣质化妆品等。

3. 中医对痤疮的病理认识及治疗方案是什么？

南方代表医家认为：痤疮属肾阴不足，相火过旺。偏向于从补肾、降火的方面来治疗。

北方代表医家认为：痤疮属内热炽盛、外受风邪。偏向于从清肺热、降血热的方面来治疗。

4. 中医对痤疮的治疗有哪些方法？

（1）夏枯草：清肝火、散结滞。

（2）麻黄连翘赤小豆汤：走表、清热解毒、散结利水。

（3）饮食：常吃苦瓜、山楂糕。

（4）保证充足睡眠，提高肌肤抵抗力。

"妈妈手"的治疗

扫描二维码
听医生为您讲解详情

很多新手妈妈是快乐并痛着的，伴随着坐月子给孩子哺乳，她们逐渐会出现手腕疼痛的症状，开始以为是不小心扭到，后来症状越来越重，不仅大拇指无法用力，就连握笔写字的基本动作都很难完成。千万不要小看了它，这是月子病的一种，俗称"妈妈手"。如果不及时处理，对健康可是很有影响的。下面就请北京中医药大学国医堂中医门诊部于天源教授教大家几招，帮助新手妈妈们早日摆脱"妈妈手"之痛。

北京中医药大学国医堂中医门诊部教授：于天源

于天源，博士，北京中医药大学教授，主任医师，博士研究生导师，国家中医药管理局重点学科"推拿学"学科负责人，国家自然基金委和教育部科研项目评审专家。主要从事按摩推拿学、中医伤科学、针灸学的临床、科研、教学工作。先后获北京市高等学校教学名师、教育部突出贡献个人、北京市总工会教育创新标兵、北京市科技进步三等奖。主编教材《按摩推拿学》2006年获北京市高等教育精品教材。多次主编"十二五""十三五"规划教材。主持国家自然科学基金课题4项，北京市自然基金课题2项，博士点基金课题2项。研究方向：针灸推拿治疗周围神经损伤的机理研究，儿科推拿退热机制的研究。

嘉宾：

　　说到"妈妈手"这个词儿，我们听起来，都是和温柔、母爱这样一些美好的词联系在一起的，很少能联系到疾病。提到"妈妈手"，估计大家脑海当中就形成了一个温馨的画面，但要说到这个"妈妈手"跟疾病相关，我觉得主要是妈妈太劳累了，比如去买菜或者抱孩子呀，就导致她这个手会出现一些问题。

专家：

　　"妈妈手"这类疾病，是妈妈得的多，爸爸相对得的少。

嘉宾：

　　要不然就叫"爸爸手"了，是吧。

专家：

　　对。

专家：

　　那么"妈妈手"呢，主要是指抱小孩的妈妈易患的疾病。像您刚才说，抱小孩的妈妈比较劳累，所以到我们这儿来看病的时候，一般都是30岁左右的女性，她们一般伸出手比划看说，这儿疼。我一看，就会问她们是不是抱小孩抱得，是不是刚有了孩子啊？这时候，她们就很吃惊，表示您怎么知道的。

导致"妈妈手"的主要原因：长期抱孩子。

其他易患"妈妈手"的人群：孩子的姥姥或奶奶。

专家：

有的就是奶奶呀、姥姥啊，60 岁左右的人来这儿说手部疼的大都是抱孙子或者外孙抱的，我一看就会问她们是不是抱孙子抱得？她们也惊讶，您怎么知道是抱孙子抱得。这类疾病就是抱小孩抱的，累的，所以叫"妈妈手"，也许妈妈不得，妈妈的妈妈得。

嘉宾：

对，反正永远是妈妈得。那这个"妈妈手"，到底是哪儿疼呀？

手腕是"妈妈手"最疼痛的部位。

专家：

"妈妈手"疼在哪儿呢？其实最痛的是拐弯的这个手腕的地方。

专家：

有些人觉着这疼痛应该就在腕部，其实不是，还有好些人是疼在手指部位。

嘉宾：

手指部位还会疼呢？

专家：

对，有些人则是前臂部位疼痛。

嘉宾：

那它实际上是一个区域呀。以这个腕关节为

核心，然后向前向后延伸一条线？

专家：

对，有些人就把这个当颈椎病了，她觉着这样串着疼是颈椎的问题，其实不是。这个"妈妈手"是腱鞘炎的一种，最痛的就是拐弯的手腕这个地方。

嘉宾：

那这个哪儿疼，我们知道了，您能再跟我们说说这到底是一种什么样的病吗？

专家：

这个病呢，在医学上叫桡骨茎突部狭窄性腱鞘炎。

嘉宾：

好复杂呀！一大串的名字。

专家：

咱们前臂有两根骨头，上面这根骨头叫桡骨。那么最远端这地儿叫桡骨茎突，隆起来的部位就叫茎突。桡骨茎突部所患的腱鞘炎，是什么样性质呢？是狭窄性的腱鞘炎。

嘉宾：

狭窄性腱鞘炎具体是什么病呢？

"妈妈手"：桡骨茎突狭窄性腱鞘炎。

坐月子期间，妈妈们需要注意保护自己的手部健康。

专家：

医学术语叫桡骨茎突部狭窄性腱鞘炎，这个病呢，女性得的多，因为女性腱鞘折的角度和男士比，是不一样，女性折得角度大，磨损得重，这是从解剖角度上来说。那么从生活中的角度来看，毕竟女性在家里头干家务活多一些。

专家：

比男性干家务活多，比如说刷碗、洗衣服、打扫卫生，所以腕关节的负担就重，所以女性得此病的多。

嘉宾：

"妈妈手"这个病除了干家务活多的女性得，就是妈妈和妈妈的妈妈们会得了，那还有什么人会容易得这种病呢？

专家：

手工劳动者，像刻字的、雕刻的，他们的手腕要长时间用力；很多作家也会得，他们虽然不是手工劳动，但是他们拿手写字。有一个作家到我这儿来看病的时候，他说他抄那稿子，抄完稿子以后，笔都扔不下去了，得用另一只手把这笔拿下来。

嘉宾：

僵住了。

专家：

对，就僵住了，他就是拇指长时间用力导致。你看咱们人类和动物最大的区别，就是拇指分出来了，拇指的功能在手的功能里占 60%~80%。也就是说，很多活动都是需要拇指参与的。

嘉宾：

还真是，我尝试了一下，您看我要不用拇指的话，这几个手指头，感觉这就非常不灵便了。

专家：

如果没有拇指的话，可能就是抽烟不费劲。

嘉宾：

也就剩这个功能了。

专家：

掏鼻子不费劲，掏耳朵不费劲。

嘉宾：

于老师，那平时我们怎么确定自己是不是得了这个"妈妈手"呢？

专家：

怎么确定自己是不是得了"妈妈手"，第一个是看疼痛的部位，如果手腕上下范围的地方疼痛就要考虑到这个病。因为如果没有外伤的话，一般不会有骨折，所以根据这个干家务活多、抱小孩多的情况，一般可以考虑这个病。另外，教大家一个小技巧，我们一起来做，拇指在里，然后四个手指在外，握上拳头，平时咱们都拇指在外握拳，现在我们这样按拇指在里，四个手指在外进行握拳，然后向小指这侧，这一侧偏转。

嘉宾：

还真有点酸麻的感觉。

专家：

对。我们都会有点疼痛，但这个疼痛都能忍受，能够感觉到是皮肤紧或肌肉紧抻得。

嘉宾：

对，就是牵拉的那种感觉。

专家：

但如果得了"妈妈手"，我们在给病人用这动作检查的时候，一做这动作病人的肘关节马上就立起来了。

嘉宾：

这样就是有炎症吧。

专家：

就不敢做这动作，一做这个动作会有那种钻心的疼痛，也不知道这疼从哪儿来的，反正就是难以忍受的那种疼痛。

专家：

患了这种疾病，患者除了有这种钻心的疼痛以外，我们还要仔细看一看患者的腕关节侧面，是不是有一些肿。其实这个肿必须由专业人员去看，老百姓一般看不出来。

专家：

但你要摸的时候能感觉到，这儿好像皮肤厚一点，你摸一摸不疼的一边的皮肤就薄一点。实际上它不是厚了、薄了的区别，是里头肿了。

嘉宾：

也就是说，如果不是两只手都有这种问题的话，实际上还是能摸出来的。

专家：

对，能摸出来，一般都是一边疼。

嘉宾：

我们一般抱孩子都是一个习惯性动作。习惯一侧用力。

嘉宾：

于老师，既然这个"妈妈手"这么疼，这么难受，您快教教我们怎么去治疗它吧！

专家：

好，下面我给大家介绍一种大家可以在家里头做的保健性治疗。中医讲这种疼痛都是瘀

在家就能对抗"妈妈手"的独特推拿法。

血导致，瘀血导致肿胀，所以我们应该先对手部进行活血。

专家：

找到一只手的患病部分，将自己另一只手的大鱼际放在这儿，然后轻轻地去揉桡骨部位。

专家：

就这样在这疼痛部位去揉，比如这一点疼痛，那么就在疼痛的上下区域广泛地去揉，揉到什么程度呢？要把这地儿揉到红热为止。

嘉宾：

揉到红热就可以了吗？

专家：

揉红、揉热，这是一步。第二个动作就是消肿，我们刚才讲这里头有肿胀，我们可以对另一只无痛感的健康手涂上一些油，主要起润滑的作用。

专家：

然后我们就用这只健康的手在患病部位向上推、向下捋。远离自己方向的这个手法，我们医学术语叫推。

专家：

靠近自己方向的这个手法叫捋，就像捋胡子似的，这么一个动作。

专家：

　　有个别的妈妈们，拇指拔伸的时候她也有疼痛感。像这种情况呢，我们可以先做背伸的动作，可以在背伸的状态下去推，这是第三步。总结下来就是，第一步是揉；第二步是推、捋；第三步是帮助它运动。大家在家可以多揉一会儿，第一步活血；第二步推。

将另一只手握住侧拇指进行拔伸，帮助拇指进行运动。

专家：

　　第三步，帮它动，向下抻一抻，最后擦一擦，这就是在家庭中自我治疗的一个办法。

重点回顾

1. "妈妈手"的形成原因？

　　"妈妈手"是腱鞘炎的一种，又称为狭窄性腱鞘炎。由于产后哺乳期的妈妈，长期过度使用手腕和拇指部位，保持同一种抱姿，从而造成手腕肌腱发炎，引起拇指外侧骨凸疼痛。

2. "妈妈手"如何自检？

　　拇指在里，四指在外握拳，如果桡骨茎突部位剧烈疼痛的话，就是提示你可能已经患上了"妈妈手"。

3. "妈妈手"的推拿治疗有哪几步？

　　第一步是揉，找到一只手的患病部分，将自己另一只手的大鱼际放在这儿，然后轻轻地去揉。

　　第二步是推、捋，向上下推、捋，进行推拿，以消除腱鞘内肿胀。

　　第三步是将另一只手握住侧拇指进行拔伸，帮助拇指进行运动。

关于女性常见病
听听中医怎么说